ÉTUDE

SUR LE TRAITEMENT

DE LA

SUETTE MILIAIRE

AVANTAGE DES BAINS TIÈDES

PAR

Le Doct. A. Bastard

MONTPELLIER
C. COULET, Libraire-Éditeur
de la Faculté de Médecine
Grand'Rue, 5

PARIS
ADRIEN DELAHAYE
Libraire-Éditeur
Place de l'École-de-Médecine

1867

ÉTUDE

SUR LE TRAITEMENT

DE LA

SUETTE MILIAIRE

Montpellier, Imprimerie RICARD FRÈRES.

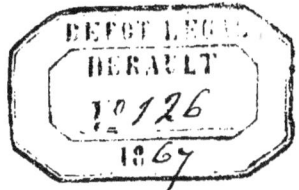

ÉTUDE

SUR LE TRAITEMENT

DE LA

SUETTE MILIAIRE

AVANTAGE DES BAINS TIÈDES

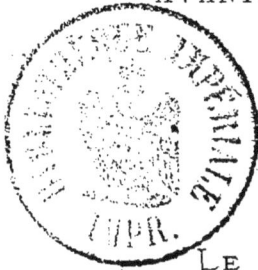

PAR

Le Doct. A. Bastard

———⁂———

MONTPELLIER
C. COULET, Libraire-Éditeur
de la Faculté de Médecine
Grand'Rue, 5

PARIS
ADRIEN DELAHAYE
Libraire-Éditeur
Place de l'École-de-Médecine

1867

A

M. LE PROFESSEUR BOUISSON

Que ce nom si entouré d'estime et d'autorité couvre
l'auteur sinon l'œuvre.

Docteur Achille BASTARD.

PRÉFACE

Le but de ce travail doit être nécessairement la détermination du meilleur traitement
à employer dans la suette miliaire. Il nous
faut donc, au préalable, discuter la valeur
des moyens jusqu'ici mis en œuvre. Conséquemment, notre partie critique sera la
plus importante et la plus étendue, en la
circonscrivant, toutefois, dans les limites
des méthodes thérapeutiques le plus souvent
employées. Mais comme nous ne pouvons
aborder la thérapeutique de cette maladie,
sans en avoir tout d'abord établi la pathologie, du moins dans ses points essentiels,

nous exposerons, aussi succinctement que possible, toute notre manière de voir à ce sujet, et de l'ensemble de ces études, découlera la justification du traitement que nous croyons devoir conseiller.

Si nous avons entrepris ce travail, qui est aussi peu dans nos goûts que dans nos habitudes, c'est que, depuis l'épidémie de l'Hérault, de 1851, nous nous sommes trouvé aux prises avec des doutes, des hésitations et des insuccès sans nombre, et que nous avons cru trouver, il y a quelques mois à peine, dans l'usage des bains tièdes, un moyen de traitement plus rationnel et plus efficace.

Aurons-nous, après cela, fait un pas dans la connaissance de la maladie, et M. Gintrac, déclarant, dans son grand ouvrage de Pathologie médicale, que la suette miliaire n'est pas parfaitement connue, et que des points obscurs et difficiles attendent encore de nouvelles recherches; M. Gintrac, disons-

nous, aura-t-il raison long-temps encore?
Dans tous les cas, nous allons apporter notre
part de matériaux à l'œuvre commune, et,
si humble que soit cette part, elle n'en sera
pas moins un acte de bonne volonté et de
bonne foi.

Nous toucherons, tout d'abord, aux questions de pathologie, encore mal élaborées,
qui se rattachent à la maladie que nous
étudions : *sa cause, sa nature, ses formes,
ses symptômes, ses degrés, sa marche paroxytique, le genre de mort* qu'elle présente,
les complications qu'on lui attribue, et *les
lésions anatomiques* qui la caractérisent ;
questions qui sont d'un intérêt fondamental
au point de vue de nos idées thérapeutiques.

Nous passerons ensuite à l'examen proprement dit des principaux moyens usités jusqu'ici : *émissions sanguines, évacuants,
sulfate de quinine.*

Nous exposerons, enfin, le traitement qui

nous paraît le plus convenable, en fournissant des observations à l'appui.

Nous tâcherons de nous effacer, autant que possible, dans ce travail, afin de laisser aux faits seuls le soin de mettre en lumière ce que nous croyons être la vérité, et ces faits seront empruntés, pour la plupart, aux auteurs de notre temps qui ont exposé, avec le plus de soin et d'autorité, les divers modes de traitement de la suette. De la sorte, et sans remonter plus haut, actuellement du moins, pour refaire des études qui concluent toutes à la parfaite identité de la maladie dans ses nombreuses apparitions, nous mettrons sous les yeux du lecteur les pièces essentielles du procès à débrouiller. Recommencer, d'ailleurs, sous un prétexte quelconque, la relation d'une épidémie sans point de départ pathologique arrêté; accumuler des observations disposées pour un effet prévu, sans les comparer avec d'autres qui peuvent les contredire; expliquer les

analogies ou les différences, par des conditions hypothétiques de localité, de saison,
de forme, de constitution médicale, sans
tenir compte le plus souvent de la nature
intime de la maladie, nous eût paru un
travail sans intérêt et sans but. Aussi,
sans idée préconçue comme sans doctrine
exclusive, hasarderons-nous, dans les limites de notre cadre, et sous le contrôle des
nombreuses données cliniques que nous
avons à commenter, quelques idées sur la
pathologie de la suette, en tant que maladie
septique épidémique ; le tout afin d'établir,
autant que possible, des rapports logiques
entre la maladie et le remède.

ÉTUDE

SUR LE TRAITEMENT

DE LA

SUETTE MILIAIRE

AVANTAGE DES BAINS TIÈDES

APERÇU PATHOLOGIQUE

NATURE. CAUSE. — Il ne paraît plus possible,
aujourd'hui, de contester à la maladie qui nous occupe
son existence propre. Qu'elle soit épidémique, ce qui
est la règle, ou sporadique, ce qui est l'exception ;
qu'elle attaque seulement les femmes en couches,
comme elle fit lors de ses premières manifestations, à

Lubeck en 1648, et à Leipsick en 1652 (1), ou plus communément, comme elle fait aujourd'hui, les individus des deux sexes, ses caractères sont trop nettement dessinés et trop constamment les mêmes pour qu'on puisse élever des doutes sur sa réalité. Ceux qui se sont produits ne peuvent être que le résultat d'une observation insuffisante; car, parmi les médecins qui, *de visu*, ont pu étudier une épidémie, même de peu d'importance, il ne se rencontre pas de dissidents.

Cette affection, toujours aiguë, doit être rangée parmi les fièvres exanthématiques, à cause de l'éruption qui l'accompagne et des habitudes épidémiques qu'elle affecte. Elle n'est point inoculable comme la variole, et ne paraît pas contagieuse à la façon de la scarlatine et de la rougeole; c'est ce qui ressort des expériences faites et des observations recueillies jusqu'ici, et c'est ce qu'il nous importe le plus de savoir. Nous ne nierons pas cependant, d'une manière absolue, la possibilité de la contagion dans la suette, puisqu'il est nécessaire d'admettre que toutes les maladies, selon les

(1) Gintrac. Cours de pathologie interne et de thérapie médicale, t. IV, p. 529.

circonstances, peuvent prendre ou perdre le caractère contagieux (1). Mais nous sommes en droit d'affirmer que ce mode de propagation, non-seulement n'est pas familier à cette maladie, mais qu'on ne l'a peut-être jamais sérieusement constaté. Il faut donc penser que le principe pathogénique de la suette se développe et agit à la façon des miasmes infectieux, c'est-à-dire qu'il prend naissance en dehors de l'organisme vivant, et s'éteint dans le sujet qu'il attaque. Il est, dans tous les cas, hors de doute que cette affection est le résultat d'un empoisonnement, caractérisé essentiellement par une viciation du sang et par une atteinte grave portée aux fonctions du système nerveux ganglionnaire. C'est donc dans sa source et dans son siége que se trouve frappée la résistance vitale (2).

FORMES. — Faut-il admettre, pour les maladies qui, comme la suette, reconnaissent pour cause constante un poison virulent ou septique, qui ont des habitudes épidémiques certaines, et qui se sont montrées toujours les mêmes dans leur développement, leur marche, leurs

(1) Fuster. Maladies de la France, p. 268.
(2) Trousseau et Pidoux. Traité de thérapeutique et de matière médicale, 6me édit., t. II, p. 404.

symptômes essentiels; faut-il admettre, disons-nous, la classique influence des formes ou des constitutions médicales? Beaucoup d'auteurs, avant nous, ont essayé d'ébranler cette doctrine, sauvegarde complaisante de tous les amour-propres, de tous les systèmes, de toutes les erreurs, et ils ont échoué. Nous n'espérons pas réussir davantage assurément, ce qui ne doit pas nous empêcher d'affirmer nos croyances, et d'exposer les motifs qui les excusent.

Qu'on ne puisse nier que les influences dont nous venons de parler s'exercent sur une foule d'affections habituellement endémiques ou sporadiques, surtout qu'elles concourent puissamment à la propagation exceptionnelle de ces mêmes maladies, sous forme épidémique, nous en convenons; mais les grandes individualités morbides dont il est ici question, bien qu'elles ne présentent pas toutes les conditions d'universalité d'origine, quelque peu métaphysique, qu'exige M. le Professeur Fuster, pour leur reconnaître le cachet de grandes épidémies, et, par suite, le droit à l'indépendance absolue que nous réclamons pour elles (1), ces

(1) Fuster. Des maladies de la France, p. 356 et suiv.

grandes et franches individualités , croyons-nous , ne doivent point être enfermées dans ce cercle étroit, sous peine de voir fausser leur thérapeutique déja si difficile à établir.

Il nous sera donc permis de n'admettre , pour la suette, ni forme bilieuse, ni forme nerveuse , ni forme inflammatoire, ni forme rémittente même , etc., le mot *forme* signifiant transformation de la maladie , indication nouvelle et fondamentale. Ainsi , en dehors des degrés divers d'intoxication, nous n'accepterons que des nuances, des variétés dans l'aspect de la maladie ; différences dignes sans doute d'être notées , mais ne devant jamais sortir du rang très-secondaire qui leur convient ; car, la cause restant la même , les lésions vitales essentielles qui en sont la conséquence ne peuvent varier en réalité.

Cette manière d'envisager les maladies épidémiques s'est imposée d'elle-même , certainement plus d'une fois, en fait comme en principe, et peut-être malgré eux , à des observateurs mal disposés à l'accepter : ainsi , Graves , dont la foi aux grandes constitutions médicales n'est pas douteuse , est forcé d'avouer, à propos de la grippe , « que cette maladie ne dépend pas uniquement des changements de température ; qu'en outre, on sait que la maladie parcourt les climats les plus divers en restant constamment et partout identique à elle-même ; qu'on ne saurait admettre que les conditions barométriques et hygrométriques soient les mêmes partout, et cependant, dans toutes les contrées qu'elle a parcourues, elle a présenté une uniformité de caractère, une identité de type qui prouvent, d'une manière incontestable, qu'elle est une seule et même maladie (1). »

M. Jules Guérin, dans son savant rapport à l'Académie, à propos du livre de Foucart sur la suette, dit encore formellement : « Il y a des épidémiographes qui enseignent que la nature d'une épidémie peut changer. La nature d'une épidémie, c'est sa cause, sa vraie cause, et une maladie ne peut changer de cause sans cesser d'être elle-même. Dans le langage de certaines écoles, la nature des maladies est confondue avec leur forme ou leur siége, ce qui conduit à supposer qu'une épidémie, envisagée sous le rapport de sa forme, peut changer de nature. Pour nous et pour tous ceux qui

(1) Graves. Leçons de clinique médicale, traduction du docteur Jaccond, t. I, pag. 547.

considèrent la suette comme le produit d'une cause déterminée *sui generis* (1), il n'y a pas lieu de supposer que cette maladie puisse changer. »

Que deviennent, dès lors, les réserves de M. Jules Guérin lui-même, après cette affirmation si nette d'invariabilité de la cause morbifique épidémique? Si la forme d'une maladie est quelque chose, elle ne peut être que ce que la font les épidémiographes que combat M. Jules Guérin, c'est-à-dire un changement de nature, surtout si l'on prend, comme il le fait peut-être, pour *criterium* la différence des résultats thérapeutiques (2). Il n'ignore pas, pourtant, combien ce *criterium* est suspect d'infaillibilité. Mais l'invariabilité de la cause étant admise, l'invariabilité des effets doit l'être aussi. Or, la cause vraie de la suette est un poison; les effets de ce poison se traduisent sur l'organisme vivant par une lésion anatomique constante : l'altération du sang. Que cette lésion, signalée dès la première heure par tous les épidémiographes, soit cause ou effet, elle n'en est pas moins, au point de vue pathologique et thérapeutique, d'une importance capitale. Il est donc abso-

---

(1) Foucart. De la suette miliaire, pag. XXXVI.
(2) Foucart, pag. XXIX.

lument illogique, cette condition étant bien établie, d'admettre des formes reposant sur autre chose que sur des variantes individuelles ou sur quelques complications le plus souvent secondaires, fortuites et transitoires, et ne pouvant jamais altérer le fond de la maladie; car rien ne peut faire, répétons-le, que l'intoxication n'existe toujours, partout et pour tous, à des degrés divers, il est vrai, mais avec les mêmes caractères et les mêmes indications.

Ainsi, des formes morbides capables de commander, ici, des émissions sanguines abondantes, là, des évacuations répétées, ailleurs, les doses énormes d'un médicament énergique, le tout en contradiction flagrante avec la nature et les symptômes de la maladie, tout aussi bien qu'avec les lois pathologiques les mieux établies, ces formes, disons-nous, ne doivent point être admises.

Si ces principes pathologiques étaient solidement posés et généralement adoptés, on ne verrait peut-être plus, dans la thérapeutique, des maladies septiques épidémiques, car il est bien entendu que ces idées ne peuvent s'appliquer qu'à cette classe de maladies que l'organisme n'a le temps, ni de retenir, ni de transformer, ni de fausser ; on ne verrait peut-être plus, disons-nous, ces changements à vue qui se justifient davantage par nos changements propres que par ceux des causes qui nous entourent.

SYMPTÔMES ET DEGRÉS. — Tous les auteurs sont d'accord sur les symptômes essentiels de la suette ; seulement, chacun les groupe et les interprète à sa façon, les laisse dans l'ombre, ou les éclaire, selon les besoins de la cause qu'il défend. Désireux d'échapper, pour notre part, à ce reproche, au moins pour ce qui concerne la description de la maladie, nous en emprunterons le tableau à des observateurs dont on ne récusera ni les lumières, ni la compétence : nous voulons parler de MM. Barthez, Guenaud de Mussy et Landouzy. Pour nous, l'historique de l'épidémie de l'arrondissement de Coulommiers, de 1839, est peut-être l'écrit le plus substantiel, le plus fidèle et le plus pratique qui ait été publié sur la maladie qui nous occupe.

Voici la substance de cette description irréprochable.

Prodromes. — Souvent la maladie débute tout à coup sans être annoncée par aucun signe précurseur.

Invasion. — Le plus souvent, sueur d'emblée, rarement précédée de frisson; céphalalgie sus-orbitaire, sensation douloureuse de constriction épigastrique et d'étouffement quelquefois très-intense, battements à la région précordiale, et, sur d'autres points, isochrones aux battements du pouls; quelquefois crampes violentes, sueur fétide d'une grande abondance, face animée, yeux injectés, langue blanche, humide, sans rougeur à la pointe ni sur les bords; pouls fort, fréquent, développé; cependant, chez beaucoup, fièvre médiocre, soif peu prononcée, peu d'appétit, mais pas de répugnance pour les aliments; urines rares, évacuations alvines supprimées.

Durée de cette période, de 3 à 4 jours.

Pendant ce temps, alternative de rémissions et de paroxysmes, réguliers chez un grand nombre; retour surtout vers le coucher du soleil; chez quelques-uns, plusieurs redoublements dans les vingt-quatres heures, un le matin et un autre à l'approche de la nuit; chez d'autres, retours inégaux sans type régulier.

Éruption. — Cette période commence du troisième au quatrième jour, le plus souvent pendant la nuit, dans un des paroxysmes fébriles déjà signalés: picotements violents, principalement dans le dos et dans les membres ; en même temps, agitation vive et soubresauts dans les extrémités ; d'autres fois, engourdissement dans les bras et dans les poignets ; chez d'autres, démangeaisons formicantes ou d'urtication ; alors apparition des vésicules caractéristiques sur le dos, le thorax et les membres, dans le sens de la flexion surtout ; la fièvre devient plus intense, les angoisses épigastriques plus prononcées ; rarement, la céphalalgie et les nausées s'observent à cette époque. Après cette crise, rémission prononcée dans les symptômes.

Mais au bout d'un temps plus ou moins long, nouveau paroxysme annonçant une nouvelle éruption, marquée par la série des phénomènes décrits ; les vésicules se multiplient, quelquefois deviennent presque confluentes ; celles qui existaient déjà augmentent de volume, de transparentes deviennent opaques.

Dans l'intervalle des paroxysmes, quelquefois apyrexie complète. — Insomnie ; la constipation persiste, malgré les purgatifs et les lavements ; cessation habituelle de la fièvre à la fin de cette période, du 6me au 10me jour.

Desquamation. — Elle commence du 6me au 10me

jour. La sueur cesse tout-à-fait ; retour cependant, quelquefois avec picotement et éruption très-limitée et très-fugace ; le sommeil revient ainsi que les évacuations alvines ; les forces reparaissent plus ou moins promptement, selon la gravité de la maladie.

Cas graves. — On voit des accidents graves éclater tout à coup chez des personnes légèrement atteintes ; chez d'autres, la maladie se montre, dès le début, avec un caractère de gravité alarmante. Du reste, quels qu'aient été sa marche et son principe, la mort est survenue de la même manière : les malades succombaient à la violence de la constriction épigastrique. Ce symptôme amenait la suffocation au milieu des plus pénibles angoisses. Chez quelques-uns, on peut attribuer la mort à un refroidissement suivi de la suppression subite de la sueur et de l'exanthème ; chez d'autres, la suffocation, après s'être montrée plusieurs fois, devenait tout à coup d'une violence extrême ; les malades s'agitaient, la sueur et l'éruption se supprimaient ; à l'agitation succédait le délire, la peau devenait d'une chaleur brûlante, une sueur visqueuse couvrait la face, et le malade succombait rapidement. Plusieurs éprouvèrent des syncopes et d'autres accidents nerveux.

La mort survint en général du 3me au 4me jour ; une fois le 17me (1).

Voilà, certes, un tableau de maître, et, disons-le sans crainte d'être démenti , il est le seul qui ne garde aucun reflet de parti pris , le seul conséquemment qu'il convienne de donner comme complet. Depuis quinze ans que nous observons la suette autour de nous , tant à l'état épidémique que sporadique, sauf quelques nuances légères , quelques symptômes peu importants , nous n'avons observé rien de plus , rien de moins.

Nous admettrons deux degrés dans la maladie : la *suette bénigne* et *la suette grave,* et trois variétés dans la suette grave : la suette *grave d'emblée*, la suette *grave pendant l'éruption,* la suette *maligne,* en donnant au mot malignité sa signification propre (imminence insidieuse de l'extinction directe et prochaine de la vie) (2).

Bien que nous appliquions plus spécialement le mot de suette maligne à l'une des variétés de la suette grave, nous n'entendons pas dire par là qu'à cette variété

_____

(1) Barthez , Guenaud de Mussy et Landouzy. Histoire de l'épidemie de suette miliaire de l'arrondissement de Coulommiers , pag. 17 et suiv.

(2) Trousseau et Pidoux, pag. 405.

seule appartient l'appareil phénoménal que l'on désigne
sous le nom de malignité ; tout au contraire, cet état est
celui au milieu duquel périssent les malades dans toutes
les suettes graves ; seulement, dans ces cas particuliers,
cet état se développe avec plus de soudaineté et d'imprévu : c'est là tout ce que nous avons voulu dire.

Nous nous expliquerons ailleurs sur ces trois variétés
de la forme grave qui sont parfaitement indiquées dans
la description que nous venons de donner : la plus
commune est la suette grave pendant l'éruption.

La gravité ou la bénignité de la maladie correspondent, croyons-nous, à des degrés divers d'intoxication,
plutôt peut-être qu'à des modes individuels, permanents
ou temporaires, de réaction vitale. Il est, en effet, po-
sitivement établi que les sujets les plus vigoureux, les
plus sains, adultes surtout, sont le plus souvent et le
plus promptement enlevés. Or, il est évident que la voie
principale d'absorption pour le miasme destructeur est
la surface si étendue de la muqueuse pulmonaire ; il
faut donc admettre que, plus cette surface sera saine,
plus la sanguification s'exercera dans sa plénitude, et
moins les sujets soumis à l'influence épidémique, toutes
conditions égales d'ailleurs, seront susceptibles, non-

seulement d'échapper à la maladie, mais même de réagir contre elle, parce qu'ils pourront absorber ou auront absorbé déjà une très-grande quantité de poison.

Quelle réserve la probabilité d'une pareille hypothèse ne doit-elle pas imposer aux partisans de certaines méthodes thérapeutiques?

MARCHE PAROXYTIQUE. GENRE DE MORT. — Si l'on a prêté quelque attention à la description de la suette, d'après MM. Barthez, Guenaud de Mussy et Landouzy, l'on a dû être frappé des allures spéciales de cette affection, c'est-à-dire de sa marche paroxytique. Or, nous l'avons dit, cette description résume et complète toutes celles que nous connaissons; du reste, personne n'admet la continuité des troubles nerveux si marqués dans cette maladie, et tout le monde convient que l'éruption n'est pas toujours complète d'emblée, mais qu'elle se fait, le plus souvent, par poussées successives. Ainsi nous n'avons pas à établir ce fait, et nous ne devons qu'en préciser les caractères et la portée.

Qu'on nous permette donc de nous arrêter un instant sur ces troubles du système nerveux; on ne saurait porter trop de soins à l'étude de ces phénomènes : ils sont, pour nous, de deux ordres : les uns sont *nécessaires*, c'est-à-dire inhérents à la maladie ; les autres ne sont qu'*éventuels*. Les premiers, que l'on retrouve toujours plus ou moins marqués, se résument dans une sensation pénible d'oppression, de dyspnée, de constriction, de resserrement épigastrique, de battements cardiaques ou thoraciques. Les seconds, croyons-nous, se rattachent, non exclusivement sans doute, mais en grande partie du moins, quand ils existent, à l'état fébrile et à l'inflammation de la peau ; ces troubles sont caractérisés par ce qu'on est convenu d'appeler agitation nerveuse (1), et, au degré le plus élevé, par le délire et les convulsions. Dans les cas légers, ces phénomènes-ci manquent le plus souvent, tandis que les autres, sans toutefois les considérer comme pathognomoniques, sont cependant aussi constants, dans la suette, que l'angine dans la scarlatine, que le catarrhe dans la rougeole. M. Rayer, par exemple, rapporte un assez bon nombre de cas de suette sans éruption, dans lesquels ces phénomènes sont toujours notés. Ces derniers, qu'on nous permettra d'appeler péridiaphragmatiques, en raison de leur siége apparent, dépendent probablement du système

(1) Racle. Traité de diagnostic médical, pag. 191.

nerveux ganglionnaire, et les premiers du système nerveux cérébro-spinal : ceux-ci sont peut-être exclusivement
des phénomènes généraux de réaction ; ceux là , au contraire, des phénomènes spéciaux d'intoxication. Ce qui
semble donner quelque valeur à cette opinion., c'est
qu'on retrouve ces mêmes symptômes, émanant du
système nerveux ganglionnaire, dans un grand nombre
de maladies septiques, et en particulier dans le choléra
et la scarlatine. Dans cette dernière maladie, l'on retrouve aussi à un degré très-élevé, plus élevé peut-être
que dans la suette, les phénomènes nerveux de réaction,
et cela, sans doute, parce que l'inflammation de la peau
est beaucoup plus étendue et plus profonde. Dans le
choléra, au contraire, ils manquent à peu près complétement, parce que le siége de l'irritation sécrétoire
est établi sur la muqueuse gastro-intestinale, avec
laquelle le système nerveux de relation n'a que des rapports secondaires. Voilà pourquoi les cholériques s'é-
teignent presque toujours, pour ainsi dire, sans bruit
et en possession de toute leur intelligence, tandis que
les malades atteints de suette, de scarlatine, etc.,
meurent au milieu des désordres nerveux les plus
grands : ceux là périssent spécialement par le système

2

nerveux trisplanchnique, et ceux-ci par ce dernier et le système nerveux cérébro-spinal.

Les expériences de Claude Bernard sur le rôle du système nerveux ganglionnaire autorisent peut-être cette distinction, en même temps qu'elles permettent de rattacher à sa véritable origine l'exagération de la calorification et des sécrétions.

Dans tous les cas, et pour les suettes graves, le mode de succession ou l'époque d'apparition des phénomènes nerveux des deux ordres semblent justifier cette hypothèse ; en effet, les désordres du système cérébro-spinal ne viennent ordinairement s'ajouter aux phénomènes nerveux initiaux que pendant l'éruption et sous le coup d'une terminaison funeste.

Maintenant, pourquoi la marche paroxytique des phénomènes nerveux ? Pourquoi la rémission diurne ?

Un double motif justifie cette allure en apparence insolite : d'abord la nature purement nerveuse des accidents, comme nous l'établirons bientôt, et ensuite les poussées nocturnes et successives qu'affecte l'éruption cutanée. — La constance de ce fait n'est pas douteuse, surtout pour les cas graves.

Pendant ces poussées, les phénomènes primitifs redoublent et s'aggravent en même temps que la fièvre ; dès lors l'éréthisme nerveux général apparaît ou augmente, et le paroxysme est établi. C'est ce paroxysme, conséquence naturelle et logique de l'action simultanée des éléments constitutifs de la maladie, que l'on a pris pour un accès pernicieux.

Nous venons de dire que la nature purement nerveuse des accidents justifiait leur intermittence ; que, de plus, ces accidents s'aggravaient pendant l'éruption, et que l'éruption avait surtout lieu pendant la nuit. — Voilà bien certainement de quoi expliquer les rémissions diurnes ! Mais qui ne sait encore que les grandes perturbations nerveuses se produisent ou s'aggravent de préférence pendant les ténèbres ? Ainsi font l'épilepsie, l'asthme, la coqueluche, la grippe, etc. Du reste, n'en est-il pas de même des névralgies, des exacerbations souvent très-marquées qui surviennent dans le cours d'une foule de maladies aiguës ou chroniques, sans que l'on songe, pour cela, à l'intervention d'une maladie nouvelle ? Pourquoi donc en serait-il autrement de la suette ?

L'absence de la lumière solaire ne serait-elle pas le motif de ce phénomène singulier ? Nous serions d'autant plus porté à le croire, que, chez les sujets très-impressionnables, les femmes surtout, le manque de lumière, même artificielle, provoque quelquefois des désordres nerveux remarquables ; ainsi nous connaissons une dame qui ne pourrait dormir sans son aide ; et si, au milieu du sommeil le plus profond, sa veilleuse s'éteint, elle est tout à coup réveillée par un sentiment de suffocation effrayant et de violents battements de cœur : une allumette subitement enflammée fait tout disparaître à l'instant.

Quoi qu'il en soit de cette explication que beaucoup d'autres, sans doute, ont donnée avant nous, on peut admettre, pensons-nous avec quelque certitude, l'inutilité d'une maladie surajoutée pour expliquer la marche paroxytique de la suette.

Nous venons d'affirmer la nature nerveuse essentielle des accidents graves, mais cela ne suffit pas ; car ces troubles fonctionnels sont encore, pour beaucoup de médecins, malgré toutes les démonstrations contraires, des symptômes d'une lésion viscérale. Nous sommes donc forcé de protester à notre tour, vu les désastreuses conséquences d'une pareille erreur. Ce n'est pas que nous ayons l'intention de nier que, sous l'influence du principe toxique, une modification matérielle quelconque ne puisse ou ne doive se produire dans les grands centres d'innervation ; mais , dans l'état actuel de la science , ils sont encore inappréciables ; et si les phénomènes cadavériques constatés jusqu'ici sont insuffisants pour expliquer la mort , à plus forte raison pour fournir des indications pendant la vie. Voici , du reste , les diverses opinions émises à ce sujet.

M. Rayer traite de paradoxe, ne méritant pas un examen sérieux , la possibilité de la mort sans lésion directe ou sympathique d'un ou de plusieurs organes importants , « conditions organiques sans lesquelles il était pour ainsi dire impossible de mourir. » Ainsi , d'abord , irritation de la muqueuse gastro-intestinale , ensuite développement , dans les cas graves , d'une irritation sympathique ou directe , plus souvent cérébrale que pulmonaire , souvent mortelle. Les lésions directes sont, dans les cas foudroyants , de violents raptus sanguins vers le cerveau (1).

Le Professeur Alquié admet « des congestions veineuses pulmonaires chez la plupart des personnes atteintes de suette (2) » et, comme M. Rayer, des

(1) Rayer. Histoire de l'épidémie de suette miliaire , etc., p. 186.
(2) Alquié. Annales cliniques de Montp, 1re année., p. 186.

raptus sanguins vers les poumons et le cerveau. Si nous avons bien compris le Professeur de Montpellier, ces raptus se produisent tantôt dans les suettes graves non rémittentes, et tantôt dans les cas de cette dernière espèce ; notons seulement que cette terminaison n'était pas nécessairement liée à la suette rémittente, et que la mort pouvait se rattacher à des conditions dont la nécropsie ne rendait pas suffisamment raison (1).

Pour M. Parrot, la mort doit être rapportée à l'influence à peu près exclusive du génie pernicieux, bien qu'il constate « que tous les malades, ou à peu près, sont morts par le cerveau ou par les poumons ; » mais il n'admet les lésions viscérales que comme simples résultats cadavériques (2).

Enfin Foucart n'a jamais rencontré, pendant la vie, de lésion d'aucune espèce, malgré les plus minutieuses explorations ; « les phénomènes nerveux constituent à eux seuls presque tout le danger (3). »

Nous sommes entièrement, on le sait, de l'avis de

(1) Alquié, p. 281.
(2) Parrot. Histoire de l'épidémie de suette miliaire, p. 415.
(3) Foucart, p. 138.

Foucart, en supprimant même dans sa proposition le mot presque !

Voilà la manière de voir des auteurs les plus accrédités sur la matière, et si ces auteurs sont ici, comme dans le cours de cette étude, à peu près seuls en cause, ce n'est que comme porte-drapeau qu'ils sont notre point de mire. Du reste, les limites que nous avons imposées à notre travail, et le but que nous voulons atteindre, nous paraissent excuser suffisamment la modestie de nos excursions bibliographiques.

Si les raptus sanguins, pulmonaires ou cérébraux, étaient, pour M. Rayer et Alquié, des phénomènes purement cadavériques, comme le pense M. Parrot lui-même, assurément nous n'aurions pas à nous en occuper ; mais, pour ces deux observateurs et leurs adhérents, ces raptus sont des mouvements actifs, des manifestations de la vie, car ils proposent contre eux un traitement énergique.

Pour nous, ces congestions, si elles ne sont toujours hypostatiques, ne doivent se produire qu'aux derniers instants de la vie, quand arrive la résolution générale et le coma, c'est-à-dire quand la respiration et la circulation s'éteignent ; mais, par une étrange contradiction

dont nous chercherons plus tard à nous rendre compte,
le Professeur Alquié exprime une opinion semblable
quand il dit que, dans la suette maligne, les congestions
veineuses générales lui ont paru en partie liées à
l'agonie ou à l'hypostase (1).

M. Rayer, à son tour, apporte des restrictions
considérables à sa doctrine, et ne peut s'empêcher de
constater que les congestions, les irritations viscérales
« étaient souvent passagères, momentanées, et ne
duraient que 10, 20, 30, 40 minutes, attendu
qu'elles étaient probablement liées à la production de
l'exanthème (2). » Il transigeait alors avec sa doctrine,
et de peur que le malade ne s'appliquât 30 ou 40 sangsues, il en faisait poser 2 ou 3, et, pendant ce temps,
« les accidents se calmaient peu à peu, au fur et à
mesure que l'éruption apparaissait (3). »

Achevons donc de détruire, si cela se peut, cette
idée fausse, déjà si ébranlée par ses promoteurs eux-
mêmes.

Les partisans de congestions cérébrales et pulmo-

(1) Alquié, p. 201.
(2) Rayer, p. 399.
(3) Rayer, p. 401.

naires prennent le délire et l'oppression comme principaux motifs de leur opinion. Ainsi M. Rayer nous parle du délire *à repletione* et des lésions directes de l'encéphale ; mais il fait remarquer, avec beaucoup de soin, « qu'il a vu, chez beaucoup de malades abondamment saignés, comme atteints de congestions sanguines, avec petitesse et fréquence très-grande du pouls, refroidissement général, agitation extrême, délire, convulsions, de nouvelles émissions sanguines amener un nouvel affaissement, un délire furieux, d'affreuses convulsions et la mort (1). » C'est, dit-il, le délire *à depletione*. N'est-ce point à cette seule forme de délire que peuvent développer tous les états morbides généraux émanant de grandes déperditions imposées à l'organisme, qu'il faut rapporter le délire observé dans la suette ? Les lois de l'analogie viennent encore, à leur tour, confirmer notre manière de voir.

Voici, par exemple, ce qui se passe dans la scarlatine. D'après Graves, les désordres cérébraux, dans cette fièvre exanthématique, dépendent d'autre chose que des troubles dans la circulation, de l'hypérémie ou de l'inflammation des centres nerveux. « Je crois,

(1) Rayer, p. 189.

dit-il, que la cause de ces désordres consiste dans l'intoxication générale de l'économie par le poison animal de la fièvre scarlatine : ce qui tue, c'est une altération générale de l'organisme (1). »

M. Trousseau, de son côté, dans ses remarquables leçons sur le même sujet, ne dit-il pas bien haut : « Tous tant que nous sommes, nous nous faisons, en général, une étrange idée du délire ; pour l'expliquer, quand il apparaît dans le cours d'une affection aiguë, nous invoquons de suite l'hypérémie cérébrale, et notre théorie, qui se ressent, du reste, d'un vieux levain de la doctrine physiologique, a pour base l'irritation de l'organe dont la fonction est troublée (2). »

M. Racle, dans son traité de diagnostic médical, va plus loin encore quand il soutient : « Que le délire ne peut annoncer que des troubles légers et superficiels de l'encéphale ; car, tant que l'intelligence existe, fût-elle même pervertie, il est évident que son instrument, le cerveau, doit conserver encore son organisation presque normale, tandis que ses altérations profondes

(1) Graves, p. 412.
(2) Trousseau, *loc. cit.*, t. I, p. 34.

se traduisent surtout par la perte des facultés intellectuelles, la somnolence et le coma (1). »

Il nous sera donc permis ici de croire, avec tous ces auteurs et bien d'autres encore, et Chomel surtout, « qu'il en est du cerveau comme du cœur; que ces deux viscères s'associent aux souffrances de tous les autres, et que les troubles de leurs fonctions sont le plus souvent sympathiques (2). »

Le délire qui survient *après l'éruption*, pendant la suette, est pour nous, comme pour Gastellier, un signe certain de mort prochaine. Nous n'avons jamais vu un malade atteint de véritable délire, à cette époque de la maladie, se relever. Par véritable délire, nous n'entendons pas parler de l'agitation nerveuse caractérisée par des plaintes continuelles, des mouvements considérables dans le lit, de quelques paroles incohérentes; cette agitation est bien différente du délire proprement dit.

Si tout ce que nous venons de constater, à propos des prétendues lésions cérébrales, est vrai, que ne

(1) Racle. Traité de diagnostic médical, p. 191.
(2) Chomel. Éléments de pathologie générale, 4me édition, p. 168.

pourrait-on pas dire des lésions pulmonaires ? Ici rien ne s'oppose à ce que le diagnostic soit rigoureusement posé ; ce qui étonne, c'est que des hommes habiles et expérimentés n'aient pas pris la peine de nous donner les symptômes et les signes physiques de ces congestions ! Jusqu'aux derniers instants d'un malade atteint de suette, il est, en effet, permis au médecin de constater ce qui se passe dans le poumon. Or, l'on peut mettre au défi qui que ce soit de découvrir, pendant la vie, dans un poumon sain auparavant, une lésion quelconque, par le stéthoscope, la percussion ou les symptômes fonctionnels caractéristiques, et cela pendant toute la durée de la maladie.

Voilà ce qu'il faut penser de ces lésions viscérales ; mais, avant de quitter ce sujet si important, empruntons à l'illustre clinicien de l'Hôtel-Dieu de Paris un bel échantillon de mort rapide, dans une variole discrète ; il nous prouvera que ce mode de terminaison, quand il se produit dans les maladies exanthématiques, n'est préparé par aucune lésion organique appréciable :
« Souvenez-vous, dit M. Trousseau, d'une jeune femme de 20 ans, couchée au Nᵒ 7 de notre salle Sᵗ-Bernard ; elle avait une variole discrète d'une bénignité remar-

quable. Le 9ᵐᵉ jour, elle était sans fièvre ; elle mangeait une portion. La Religieuse de la salle la quittait, à 8 heures du soir, dans les conditions les plus favorables; peu à peu elle était prise de troubles cérébraux, d'oppression, et, une heure plus tard, elle était morte (1). »

Le savant Professeur se garde bien d'attribuer cette terminaison à des raptus sanguins et encore moins à un accès pernicieux ! Qui ne sait, du reste, que ce genre de mort est propre aux maladies infectieuses, à la scarlatine surtout, avec laquelle la suette a de si grandes analogies, au choléra, à la fièvre jaune, au typhus, etc., etc.? C'est contre cette forme particulière (forme maligne proprement dite) que viennent échouer, dit Graves, les efforts les mieux dirigés.

On peut entrevoir déjà à quelles erreurs thérapeutiques a conduit la fausse interprétation de ce fait dans la suette miliaire.

COMPLICATIONS. — Les complications de la suette bénigne ou grave sont-elles fréquentes ?

La nature épidémique de la maladie, et, comme

(1) Trousseau. Leçons cliniques, p. 69.

nous l'avons déjà dit, son développement subit, sa marche rapide et la vaste dérivation tégumentaire produite par une sueur excessive et une abondante éruption, doivent, *à priori,* éloigner la possibilité de sérieuses complications viscérales; or, c'est ce que l'observation démontre. Nous avons suffisamment établi la non existence de mouvements fluxionnaires actifs dépendants de la maladie elle-même; nous croyons, de plus, qu'elle peut, dans certains cas, contribuer à les prévenir. En voici la preuve : Un de nos bons amis et excellent confrère fut, deux fois, atteint de suette en 1851. Depuis lors, cette maladie s'est fréquemment reproduite chez lui. Sujet, d'ailleurs, à des congestions pulmonaires qui se jugent par des hémoptysies, il voit ces congestions devenir d'autant plus rares que les apparitions de l'exanthème sont plus fréquentes, et jamais la congestion pulmonaire et la suette n'ont marché de pair.

La coïncidence de la suette avec d'autres exanthèmes et le choléra a été plus d'une fois constatée. Elle affecte surtout, avec cette dernière affection, des rapports singuliers. Nous avons vu, en 1855, le choléra se déclarer à Pézenas; la mortalité est extrême pendant trois jours (pour notre compte, 13 malades meurent sur 14); mais, du 4me au 5me jour, l'influence cholérique s'efface, et la suette apparaît. Dès lors, mais les premiers jours seulement, nous observions des malades qui, après des vomissements, des diarrhées, des crampes, du refroidissement, se réchauffaient, suaient abondamment, n'avaient plus de vomissements ni de selles, et voyaient l'éruption caractéristique apparaître. — Quelle mystérieuse influence transforme ainsi le principe ou confond la cause de ces deux maladies? La suette ne serait-elle qu'un choléra retourné, comme le veulent certains auteurs? — Cette question ne peut trouver ici sa place.

Quoi qu'il en soit, les complications de la suette, par d'autres maladies aiguës, sont fort rares; il n'en est pas de même de celles-ci par rapport à elle; ce qui constitue une différence très-importante. Nous ne comprenons pas qu'il puisse y avoir un doute à cet égard, quand on sait comment se comportent les maladies épidémiques. En effet, elles excluent de leur cercle d'action toute autre maladie, et elles ne se mêlent aux maladies ordinaires, que tout autant qu'elles tendent à disparaître ou qu'elles sont déjà passées à l'état sporadique.

Il ne sera donc pas question ici de complications de pneumonie, d'érysipèle, de rhumatisme, de fièvre typhoïde, etc., attendu, comme nous venons de le dire, qu'au lieu de compliquer la suette, ces maladies sont compliquées par elle, ce que nous aurons, dans la suite, l'occasion de faire remarquer plus d'une fois, ce qui nous amènera à des conclusions pratiques importantes; mais nous ne pouvons passer sous silence deux autres complications qui ont été admises comme très-fréquentes, et, par suite, comme dominant les indications, surtout dans les suettes graves. Il s'agit ici, on le comprend, de l'embarras gastrique, considéré, par Foucart, « comme un élément constitutif de la suette », et de la fièvre rémittente pernicieuse de M. Parrot, retrouvée par le Professeur Alquié, dans l'Hérault, en 1851.

Nous ne pouvons que faire pressentir ici théoriquement ce que nous allons laisser bientôt aux faits le soin de prouver. — L'embarras gastrique est, sans contredit, la maladie qui devrait coexister le plus souvent avec la suette, surtout quand celle-ci se montre sporadiquement ou sous forme de petite épidémie. Eh bien ! cette complication, si commune dans les contrées méridionales, qu'elle accompagne pour ainsi dire toutes les maladies, ne s'est montrée qu'exceptionnellement, et les vomitifs ne tiennent pas plus de place, dans le travail du Professeur Alquié, que dans celui de M. Parrot, que dans celui de M. Rayer, quoique, par une singulière coïncidence, tous les cas rapportés par ce dernier observateur présentent, comme on le verra plus tard, cette complication.

L'absence d'embarras gastrique nous avait frappé en 1851, et nous pouvons affirmer que, depuis lors, dans les cas très-nombreux que nous avons observés, nous ne l'avons rencontré que très-rarement. En a-t-il été autrement pour Foucart dans l'épidémie de la Somme et de l'Aisne ? Nous ne le pensons pas. Foucart a pourtant fait jouer à cette complication un rôle que personne peut-être, jusqu'à lui, n'eût voulu lui attribuer. Comment concevoir, en effet, que l'embarras gastrique puisse devenir un élément constitutif de la suette ? Quel rapport peut-il y avoir entre une affection si légère, si commune, et une maladie d'un caractère si grave ? Qui croira jamais qu'un vomitif, pris au début, puisse transformer tous les cas en cas bénins (1), faire même avorter la maladie ?

Tout le monde sait qu'un embarras gastrique ne se développe pas d'emblée, qu'il est annoncé d'avance et préparé par des troubles spéciaux, et que la fièvre et les sympathies qu'il réveille n'ont jamais le caractère de soudaineté et d'imprévu de la suette.

Foucart a si bien senti l'importance de ces conditions pathogéniques de l'état gastrique, que, pour faire concorder les faits avec sa théorie, il a été obligé d'admettre des prodromes, souvent passés inaperçus, dit-il, quand tous les auteurs sont d'accord pour les considérer comme très-rares ; de faire précéder le développement des accidents nerveux par l'embarras gastrique, quand il est constaté que ces accidents débutent avec la fièvre (2); d'imaginer une *période d'état*, intermédiaire à l'invasion et à l'éruption, pendant laquelle apparaissent les phénomènes de gastricité, chose que lui seul a constatée.

Cet habile arrangement pourra-t-il tenir devant l'analyse impartiale du travail de Foucart ? S'il en était

(1) Foucart, p. 208.
(2) Rayer, pag. 148.

ainsi, l'action d'un vomitif, action passagère et toute
locale, l'action de l'ipécacuanha, élevé en quelque sorte,
par M. J. Guérin, à la hauteur d'un spécifique, tiendrait
du miracle. Toutefois, si quelque chose était capable,
en apparence, de convaincre les incrédules, ce serait
l'immense succès rapporté par Foucart : 1455 guérisons
sur 1455 malades ! Quelles preuves peut-on demander
de plus ?

Nous n'opposerons pas à ce succès, mais à sa cause
présumée, deux raisons que l'on a certainement déjà
opposées à Foucart : la première, c'est que cet habile
praticien a entouré ses malades de conditions hygiéniques
parfaites, éminemment favorables à l'évolution naturelle
de la maladie ; et, il faut le dire hautement, car c'est
là sa gloire, Foucart a érigé en méthode curative, ou,
disons mieux, préservatrice, des lois hygiéniques que
l'immense majorité des praticiens avait à peu près mé-
connues jusqu'à lui.

Le deuxième motif de doute sur l'efficacité de l'ipécacuanha, comme moyen curatif, c'est que les malades
observés par Foucart n'étaient très-probablement atteints
que de suette bénigne. Ce qui le démontre sans réplique,
c'est qu'à l'aide d'un moyen, utile sans doute, mais

aussi inoffensif que peu héroïque , Foucart n'a pas perdu un seul malade ; de son propre aveu, du reste, et de l'analyse des faits , il résulte que ce praticien aurait plutôt prévenu que guéri les accidents graves. Il est donc probable que Foucart a rencontré pour la suette , en grande partie du moins , les mêmes circonstances heureuses que Sydenham pour la scarlatine , car ce dernier refusait presque le nom de maladie à cette fièvre exanthématique, parce qu'il ne l'avait jamais vue avec des caractères sérieux. A son tour, l'illustre praticien de Dublin, dont nous avons déjà invoqué l'autorité, n'a-t-il pas vu, pendant 27 ans , des épidémies de scarlatine d'une bénignité telle, qu'elles n'exigeaient, pour ainsi dire , aucun traitement; tandis que , quelques années auparavant, en 1801 , 1802, 1803, 1804, la capitale de l'Irlande avait été désolée par des épidémies très-meurtrières (1) ? Si, non prévenu de ces étranges dissemblances, Graves eût , pendant 27 ans, prescrit le même traitement, toujours suivi de succès , il eût certainement proclamé sa méthode infaillible.

Il faut donc convenir que beaucoup de maladies, sur-

(1) Graves, p. 394.

tout de l'espèce de celle qui nous occupe, peuvent le plus souvent guérir d'elles-mêmes, et que, pour juger une médication quelconque, il convient de spécifier les phénomènes graves auxquels elle s'adresse, et surtout de prouver que ces mêmes phénomènes sont, actuellement, susceptibles de donner la mort à des sujets non traités ou soumis à d'autres méthodes curatives. Si, à ces données cliniques, viennent s'ajouter, en outre, des motifs pathologiques sérieux en faveur du traitement mis en usage, l'on aura quelque raison de croire à une efficacité durable.

Mais arrivons à la complication la plus grave de la suette, c'est-à-dire aux accès pernicieux. Remarquons tout d'abord qu'il faut arriver, ou à peu près, à l'épidémie de la Dordogne, de 1841, pour que cette étrange complication soit reconnue ; jusque-là, bon nombre d'épidémies de suette avaient été observées, sans que les hommes les plus éclairés eussent soupçonné la véritable cause des accidents graves. Pourtant les malades sont morts toujours de la même façon ; car, de l'aveu de tous, la maladie a été la même partout et de tout temps. Dès lors, de deux choses l'une : ou les accès pernicieux ont toujours existé, ou à peu près, *dans les cas graves,* ou ils n'ont jamais existé : le mot jamais ne doit pas être pris ici dans son sens littéral, car il faut admettre que, comme toute autre maladie épidémique ou sporadique, la suette peut, dans certaines conditions, compliquer la fièvre intermittente, et nous en signalerons deux exemples dans la relation du Professeur Alquié ; mais ce que nous voulons bien établir, c'est que la fièvre intermittente ou rémittente, soit simple, soit pernicieuse, ne se surajoute pas plus souvent à la suette qu'à toute autre maladie quelle qu'elle soit.

Admettons toutefois la coexistence de la suette et de la fièvre pernicieuse, et jetons un coup d'œil sur les conditions de cette association.

Bien que la suette puisse se développer en tout temps, sa saison de prédilection est assurément le printemps ; pour s'en convaincre, l'on n'a qu'à consulter M. Rayer et Foucart, qui l'un et l'autre ont analysé la plupart des relations d'épidémie de suette publiées jusqu'à eux ; toutes les fois qu'ils font mention de la saison durant laquelle la maladie a débuté, c'est toujours, ou peu s'en faut, du printemps qu'il s'agit. Dans les épidémies les plus récentes et qui sont l'objet spécial de notre attention, la même remarque doit être faite ; ainsi l'épidémie de l'Oise et de Seine-et-Oise, en 1821, débute à la fin de Mars, et cesse à la fin d'Août.

L'épidémie de Coulommiers (Seine-et-Marne), de 1839, sévit en Mai et en Juin.

Celle de la Dordogne, de 1841, débute le 7 Mai, et finit en Octobre, pour se reproduire l'année suivante, du mois de Mai au mois de Juillet.

L'épidémie de la Somme et de l'Aisne, de 1849, apparaît en Mai, et dure plusieurs semaines.

Enfin l'épidémie de l'Hérault, en 1851, débute le 25 Mars, et finit en Août.

Par contre, quelle est la saison la plus propre au développement de la fièvre intermittente ou rémittente grave?

En France, c'est l'automne, tout le monde le sait; et quand au printemps se développent des fièvres d'accès, elles sont ordinairement très-bénignes.

La suette s'est montrée, dans toutes les épidémies, tout aussi bien dans les lieux bas et humides, que sur les hauteurs battues par tous les vents, et souvent elle a été meurtrière dans les localités les plus salubres, et d'une bénignité rare dans des pays marécageux. Dans l'Hérault, par exemple, en 1851, les villages de Bessan et Vias, situés sur les bords de la mer et non loin de marécages pestilentiels, Vias surtout où les fièvres intermittentes sont en permanence ; ces villages, disons-nous, furent pris de suette ; mais la maladie fut si bénigne, d'après le rapport du Professeur Alquié, « que beaucoup d'individus promenaient pour ainsi dire la maladie dans la rue, et que le médecin n'était pas même appelé (1). »

Mais, dira-t-on peut-être, des causes locales d'insalubrité autres que les effluves paludéens peuvent déterminer la fièvre pernicieuse. — Oui, sans doute, mais ces causes pourront être constatées, et, dès lors, elles auront produit, au moins quelquefois, des fièvres intermittentes franches, avant, pendant ou après l'épidémie de miliaire. Or, il n'en est rien.

Admettons cependant que, sans surcroît d'activité dans ses foyers d'origine, sans conditions favorables à son développement, la fièvre rémittente ait pu se produire en même temps que la suette ; il resterait encore à expliquer l'union intime de ces deux maladies, dont l'une, presque jamais épidémique, du moins dans nos

(1) Alquié. Annales cliniques, etc., 2ᵐᵉ année, pag. 118.

contrées, devient telle tout à coup, pour se confondre et s'identifier avec l'autre, au point de parcourir en quelques jours, en quelques heures même, des phases pathologiques tout-à-fait en dehors de celles qui lui sont propres. Il faudrait nous dire aussi, en précisant davantage l'action de cette complication, pourquoi elle est le plus souvent si étroitement liée à l'éruption miliaire; pourquoi elle finit quand finit celle-ci; pourquoi elle se montre presque toujours pendant la nuit; pourquoi, dans des milliers de cas, avec les mêmes symptômes, c'est-à-dire ceux de la maladie qu'elle complique, elle change si souvent de masque; surtout pourquoi l'on n'a jamais appelé de son nom les accidents en tout semblables qui tuent dans beaucoup de maladies infectieuses : les exanthèmes en particulier; pourquoi, enfin, le sulfate de quinine ne guérit pas plus souvent.

Nous nous sommes déjà expliqué sur bien des points ici notés, et nous nous expliquerons plus nettement encore quand nous dépouillerons, plus loin, les observations de M. Parrot et du Professeur Alquié.

On le voit, d'après les raisons que nous venons de donner et bien d'autres qu'il serait superflu d'énumérer, l'existence des accès pernicieux dans les cas de suette grave, serait le renversement complet de la pathologie des fièvres paludéennes.

ANATOMIE PATHOLOGIQUE. — Nous avons ici bien peu de choses à dire que nous n'ayons exprimées déjà. A quoi se réduisent, en effet, les lésions cadavériques dans la suette? Évidemment, d'après un assez grand nombre d'autopsies qu'il serait inutile d'analyser, elles se rapportent toutes à des congestions viscérales, à des extravasations sanguines, cérébrales, pulmonaires, hépatiques, spléniques, tégumentaires même. Jamais, nulle part, de traces d'inflammation, à moins de conditions concomitantes étrangères à la maladie. Si ces extravasations, qu'aucun symptôme physique ou fonctionnel n'accuse en dehors des accidents de la dernière heure, sont autre chose que des phénomènes de l'agonie, il faut renoncer à rien comprendre à notre art.

Le besoin d'expliquer la mort est la cause fréquente de nos erreurs pathologiques et de leurs funestes conséquences; mais la mort ne se comprend pas mieux que la vie et ne s'explique souvent pas davantage. Pour nous, dans la suette, une seule lésion anatomique appréciable existe pendant la vie : c'est l'altération du sang dans sa composition normale ; il perd sa coagulabilité et, par suite, ses qualités vivifiantes. Bien des lésions doivent découler de celle-là ; aussi croyons-nous que toute thérapeutique qui ne gravitera pas autour de ce fait fondamental, n'arrivera qu'au désordre et à l'inconnu.

On trouvera, sans doute, que nous avons mis beaucoup d'insistance à dégager la suette des accidents et des complications dont on l'a entourée jusqu'ici ; nous aurons garde de nous en défendre, puisque nous voulons dépouiller cette maladie de tous les travestissements qui l'ont rendue méconnaissable ; du reste, nous arriverons aux faits qui parleront peut-être plus haut que nous.

EXAMEN CLINIQUE

PRINCIPAUX MOYENS DE TRAITEMENT EMPLOYÉS JUSQU'ICI.

Trois méthodes principales de traitement se sont disputé l'honneur de guérir la suette miliaire épidémique ; ce sont : 1° les antiphlogistiques, avec la diète et les saignées de toute sorte ; 2° les évacuants, avec l'ipécacuanha pour base ; 3° les antipériodiques, avec le sulfate de quinine pour agent principal.

Comme nos études pathologiques l'ont établi déjà, ces trois méthodes correspondent :

La première, à la théorie de l'état inflammatoire général, des irritations locales et des manifestations congestives ;

La deuxième, à l'existence plus ou moins fréquente d'une complication commune à beaucoup de maladies ;

La troisième, à une hypothèse fondée sur l'interprétation, erronée selon nous, de certains phénomènes morbides.

Fidèle à la méthode que nous nous sommes imposée, nous n'opposerons pas des affirmations à d'autres affirmations; mais, analysant les observations fournies par les représentants de ces théories, nous apprécierons la thérapeutique de chacun d'eux, en nous plaçant, bien entendu, au point de vue de notre pathologie. Observons, toutefois, que nous n'avons guère à nous occuper que des cas de suette grave; la nature, secondée par des conditions hygiéniques convenables, devant suffire, le plus souvent, à la guérison des cas bénins.

Or, dans toutes les épidémies de suette, même les plus meurtrières, les cas bénins sont en immense majorité, et c'est à cette bénignité relative, générale ou circonscrite souvent dans certaines séries de cas ou dans certaines localités, que sont dus, pendant les expérimentations en masse, les succès les plus inouïs, les interprétations pathologiques les moins rationnelles et les traitements les plus disparates.

S'ensuit-il de là que l'intervention du médecin ne doive s'exercer que dans les cas sérieux? Nous le pensons ainsi, alors même qu'il soit parfaitement reconnu que les cas les plus bénins peuvent subitement se transformer en cas graves. Rien, en effet, ne peut faire prévoir ces cas foudroyants : nous disons rien, parce que nous n'oserions mettre en ligne de compte ce pressentiment de la mort qui a été tant de fois signalé, dans cette maladie, comme un signe fâcheux, la science s'accommodant peu, en général, des données de cet ordre. La suette nous a fait, pour notre part, bien humble à ce point de vue ; aussi nous n'oublierons jamais l'histoire d'une femme, atteinte de suette très-bénigne, qui nous affirmait, depuis le début de sa maladie, et cela avec calme et résignation, qu'elle mourrait. Arrivée au 3me ou 4me jour de l'éruption, elle nous déclara qu'elle mourrait dans la journée ; elle manda, à 11 heures, son confesseur qui lui refusa l'extrême-onction ; au même moment, nous constations qu'elle ne souffrait de nulle part, qu'aucun signe pathologique sérieux appréciable n'existait. Peu de temps après, les phénomènes d'ataxie qui constituent le dernier acte de la maladie se développèrent rapidement, et, à 2 heures, elle était morte.

Faut-il, sous prétexte de prévenir des cas semblables, certainement rares, et qui ne se rencontrent peut-être pas trois fois sur cent, soumettre tous les malades aux inconvénients d'un traitement préventif quelconque ?

Nous répondrons à cela par une observation pleine d'intérêt : c'était en 1851, à Pouzolles, au plus fort de l'épidémie ; un vieux praticien de la localité nous prie de voir sa fille, jeune femme d'une très-belle constitution ; après examen, nous convenons de nous en tenir à la plus stricte expectation. Cette journée fut meurtrière pour la population, le pauvre père prit peur, et comme nous ne pouvions voir la malade qu'au commencement de la nuit, un médecin de Béziers fut appelé ; il conseilla une douzaine de sangsues aux malléoles. A notre retour, la sueur était supprimée, le pouls était petit et fréquent, la malade d'une pâleur extrême, et la prostration très-grande; nous fîmes donner du bouillon et du vin, et poser des sinapismes.

Le lendemain, tout était rentré dans l'ordre, et la maladie marchait convenablement. Nous conseillâmes de donner du bouillon et d'attendre, promettant de revenir le soir. A 10 heures, nous étions à Pouzolles, en face du tableau suivant : la malade est assise sur son lit, en proie à une grande terreur ; plusieurs personnes la soutiennent ; la face est congestionnée, le pouls fréquent,

la constriction épigastrique et l'oppression extrêmes ;
la sueur est supprimée : on eût dit que la malade allait
succomber. Nous apprîmes que ces accidents s'étaient
développés depuis l'administration d'une potion au sulfate de quinine, et voici ce qui s'était passé. La Commission médicale, dont le quartier-général était à Pézenas, avait vu cette malade dans la matinée, et déclaré
que le retour des accidents de la veille devait être prévenu
par le sulfate de quinine. Nous n'hésitâmes pas à mettre
de côté le médicament réputé héroïque; nous fîmes
redonner du bouillon, poser un large vésicatoire, pendant quelques heures, sur la région épigastrique, et
nous rassurâmes la malade de notre mieux.

Le 3me jour, à 8 heures du matin, nous étions à
Pouzolles : Mme Fabre s'était levée malgré l'éruption
qui commençait, résolue, nous dit-elle, à fuir les
médecins. Une voiture fermée l'emporta à Servian,
chez son mari, d'où l'on nous annonçait, quelques
jours après, son entier rétablissement.

On se tromperait, toutefois, si on croyait que nous
conseillons l'inaction absolue; la surveillance la plus
rigoureuse est imposée au médecin, précisément parce
qu'il ne cherche point une sécurité trompeuse dans

l'administration de tel ou tel médicament. Il pourra, dès lors, surpendre, à leur origine, des accidents qui, s'ils ne sont promptement mortels, pourront être heureusement combattus : nous voulons désigner ici ceux d'entre les cas graves qui ne sont pas au-dessus des ressources de l'art.

Il n'est peut-être pas sans intérêt, avant d'aller plus loin, de revenir, pour les présenter d'après leur mode d'apparition, sur les symptômes qui constituent les cas graves.

Comme nous l'avons déjà dit, ils se présentent sous trois variétés :

La première constitue la *suette grave d'emblée ;* elle se distingue, dès le premier jour, par l'exagération des phénomènes habituels de la suette bénigne : sueurs excessives, traversant quelquefois le matelas, macérant l'épiderme de la plante des pieds et de la paume des mains, s'accompagnant de chaleurs très-vives à la peau, d'une grande fréquence de pouls (100 pulsations au moins), surtout d'oppression et de constriction épigastrique très-grandes, souvent de battements cardiaques ou thoraciques, de lipothymies. Point de sommeil ; la céphalalgie et la soif sont rarement en rapport avec l'intensité de ces phénomènes. La peau se recouvre d'une rougeur érithémateuse intense, et l'éruption se montre de bonne heure, quelquefois le 1er jour, souvent à la fin du 2me, mais jamais peut-être au-delà du 3me jour, et le plus souvent la nuit. Tous les symptômes s'exaspérant alors, la chaleur à la peau devient intolérable : la sueur diminue ou cesse tout-à-fait ; l'éruption, déjà confluente, se supprime ou s'arrête ; le pouls, développé, mais sans résistance, s'élève à 130, 140, 160 pulsations ; une agitation violente se manifeste ; le délire, le plus souvent furieux, se déclare, puis la résolution et la mort.

La deuxième variété est la *suette grave pendant l'éruption*. Jusqu'à cette période de la maladie, tout s'est passé dans le plus grand calme ; la sueur et la chaleur sont très-modérées ; l'oppression, la constriction épigastrique peu intenses ; le pouls oscille entre 70 et 90 pulsations ; mais l'éruption arrive du 3me au 4me jour, et presque toujours la nuit. Alors la sueur diminue sensiblement, la peau s'échauffe, le pouls dépasse 100 pulsations ; le malade s'agite et se plaint vivement ; il accuse des défaillances, s'il se soulève sur son lit, des bouffées de chaleur se dirigent des pieds vers la tête ; il sent , dans les membres , des frémissements qu'il appelle des frissons.

Tout se calme avec le jour , non complétement , mais assez pour qu'il accuse un bien-être relatif ; mais il vous déclare qu'il redoute une nuit semblable. Quand on a observé le malade pendant la nuit, on retrouve, le matin, quelques pulsations de moins dans le pouls, mais il atteint ordinairement encore le chiffre de 110 ou 120 ; la peau est encore brûlante ; un reste de moiteur persiste ; l'état de l'éruption est satisfaisant. La fièvre continue , et la nuit suivante ou les nuits suivantes , rarement au-delà de la septième , ces phénomènes se reproduisent , s'atténuant quelquefois pour disparaître , mais s'aggravant le plus souvent pour se terminer par la mort , surtout quand l'éruption est devenue très-confluente : les poussées ont eu lieu , dans ce cas-là , pendant chaque exacerbation.

Les phénomènes ultimes sont les mêmes , dans cette variété, que dans la première.

La troisième est la plus meurtrière , la plus décourageante : c'est un coup de massue. C'est elle qui terrifie les populations et le médecin. On a beau être prévenu de ces coups de foudre , ils vous étonnent toujours ! Vous sortez, en effet, de chez un malade auquel vous avez demandé s'il souffre. Il vous a répondu : de nulle part ! Vous avez interrogé son pouls, il était presque normal ; sa peau, elle était souple, à peine moite, agréablement chaude ; l'éruption, elle était discrète et belle ; elle était sur le point de blanchir ; elle blanchissait déjà. On vous rappelle tout à coup, quand vous venez à peine de quitter la maison ; on vous rappelle, car le malade a eu une vomiturition, et il a parlé de son cheval ou de son champ sans motifs. Vous l'interrogez encore : il vous répond qu'il n'a rien ; mais son œil brille, sa physionomie prend un aspect étrange ; il demande avec étonnement ce qu'on lui veut ; il s'agite ; sa peau est devenue brûlante, son pouls irrégulier et très-fréquent ; le délire se déclare, et il meurt en quelques instants.

Cette dernière variété est toujours mortelle ; la première l'est peut-être un peu moins souvent, et la deuxième est la seule pour laquelle on puisse, quelquefois, espérer une heureuse terminaison.

Si maintenant on nous trouve sévère en nous voyant accepter, avec défiance, les divers traitements que nous allons étudier, quand ils s'appliquent à des cas d'une gravité douteuse, nous avouerons que, procéder autrement, ce serait vouloir renoncer d'avance à découvrir la vérité. Cette rigueur nous est donc commandée par l'importance du but que nous voulons atteindre.

I

ÉMISSION SANGUINE

N'ayant à nous occuper, à propos d'antiphlogistiques, que des émissions sanguines, nous laisserons de côté les antiphlogistiques indirects dont on n'a jamais sérieusement parlé à propos de suette. Nous ne dirons rien non plus des moyens accessoires, à cause de leur peu d'importance. Toutefois, nous n'en ferons pas autant de la diète ; mais nous renverrons les questions qui s'y rattachent à la fin de notre travail, attendu que, sur ce point encore, nous devons nous trouver en contradiction avec les errements suivis jusqu'ici.

Les émissions sanguines, comme les évacuants, ont toujours tenu trop de place dans la pratique médicale, pour qu'elles n'aient pas été essayées sous toutes leurs

formes et dans toutes les épidémies de suette, et cela
avec des succès ou des revers dont nous avons suffisamment indiqué les causes. Toutefois, il est des écrits
très-importants qui ont défendu et propagé cette méthode, et le livre de M. Rayer sur la suette qui régna,
en 1821, dans les départements de l'Oise et de Seine-
et-Oise, est, assurément, le plus considérable. Aussi
M. Rayer a-t-il dû subir tous les coups dirigés contre
les émissions sanguines. C'est donc à lui que nous nous
adresserons à notre tour. Cependant, nous devons avouer
tout d'abord qu'il ne nous paraît pas mériter tous les
reproches qu'on lui adresse, surtout au point de vue
pratique ; et si ceux qui le suivent dans l'application de
sa méthode s'inspiraient autant de sa prudence et de son
discernement que de ses idées, ils auraient assurément
moins de revers. Ainsi, après avoir déjà fait ressortir,
nous ne disons pas les contradictions mais les restrictions
qu'on trouve à chaque pas dans le livre de M. Rayer,
allons-nous essayer de le rattacher à notre cause.

Un fait principal dans la pathologie que l'illustre et
savant praticien d'aujourd'hui avait adoptée en 1821,
et que le Professeur Alquié reproduit, mais sous l'hypothèse d'une autre cause, en 1851 ; un fait principal,

disons-nous, domine toutes les indications : c'est l'existence, dans les cas graves, de raptus sanguins, directs
ou sympathiques vers le cerveau, et plus rarement vers
les poumons.

Pour M. Rayer, les raptus sympathiques sont sous
la dépendance de la gastro-entérite, dont on ne veut
plus entendre parler aujourd'hui.

Nous ferons donc bon marché de la cause, et nous
ne considérerons que les effets. Du reste, on n'a fait
peut-être à M. Rayer qu'une guerre de mots, car nous
verrons bientôt Foucart, appelant de son vrai nom la
lésion gastro-intestinale observée par M. Rayer, mettre
sur les conséquences de cette lésion peut-être hypothé-
tique chez ses malades, contradiction singulière, toute
la gravité de la maladie, tandis que M. Rayer est beaucoup moins affirmatif. Mais n'anticipons pas, et arrivons
aux faits cliniques rapportés par M. Rayer.

Pour ne pas donner à notre travail une extension
inutile, nous avons dû, on le comprendra, dans le
relevé de ces observations, nous arrêter seulement sur
les points relatifs à la question des émissions sanguines ;
mais quelques remarques sont nécessaires avant d'aborder
les détails.

Ainsi nous constaterons que tous les malades, sauf deux qui font le sujet des observations **XXI** et **XXII**, présentent des symptômes bien caractérisés d'embarras gastrique. On lit, en effet, au commencement de chaque observation et avec de légères variantes : langue humide, recouverte d'un enduit épais, blanchâtre ou grisâtre, etc.

Nous noterons encore que, chez tous les malades, qu'ils présentent ou non une éruption, les phénomènes nerveux que nous avons appelés nécessaires, sont toujours indiqués ; enfin, que toutes les fois que l'éruption a présenté quelque importance, on retrouve très-accentués les paroxysmes éruptifs et nocturnes.

M. Rayer rapporte 31 observations ; mais les deux dernières ayant trait à de simples indispositions, nous n'avons pas à en tenir compte.

Les 29 restant nous paraissent devoir être classées ainsi qu'il suit : cas bénins, 23 ; cas graves, 6.

Nous faisons des 23 cas bénins deux séries : la première comprend les cas dans lesquels les malades n'ont été soumis à aucun traitement sérieux, et la deuxième, ceux pour lesquels on a procédé autrement.

La première série renferme 10 cas qui sont incontestablement bénins : en effet , 5 malades n'ont pas eu d'éruption ; la plus grande fréquence du pouls constatée n'a pas dépassé 75 pulsations ; tous ont été sans fièvre du 4me au 6me jour, c'est-à-dire le jour même , le lendemain ou le surlendemain de l'éruption. Le rétablissement a été très-prompt , sauf dans un seul cas.

Les 13 malades de la deuxième série nous paraissent encore n'avoir eu que des suettes bénignes, parce que 4 ont été sans éruption ; parce que la plus grande élévation notée dans le pouls n'a été que de 75 pulsations, parce qu'ils sont encore tous déclarés sans fièvre du 4me au 6me jour.

Observons que nous ne mettons pas pour condition à l'existence d'un cas grave, la prolongation de la fièvre au-delà du premier septénaire ; mais sa cessation du 4me au 5me jour, après que le pouls n'a pas atteint 80 pulsations, durant la période éruptive , est la confirmation du peu d'importance de la maladie, *quand on la juge après coup;* car on sait très-bien que nous admettons la possibilité de la mort au milieu de la suette. la plus bénigne.

Nous allons donc analyser les 13 observations sur lesquelles il nous importe le plus d'être fixé. L'intérêt comparatif qui se rattache aux 10 autres devrait nous engager à les analyser aussi ; mais nous ne voulons rien dire qui ne soit nécessaire.

OBSERVATION I (M. Rayer). — *État subinflammatoire de l'intestin.* — *Sueur continue.* — *Eruption miliaire.* — *Guérison.*

Le 4me jour, le pouls du malade donnant 60 pulsations, la douleur épigastrique augmente : 6 sangsues sur cette région.

5me *jour*. — Nuit plus agitée que les précédentes, mais la douleur à l'épigastre et l'oppression avaient cessé depuis l'apparition de l'exanthème et l'application des sangsues.

Le malade se lève le 7me jour.

Il a recouvré ses forces rapidement.

NOTA. — La nuit qui suit l'application des sangsues est plus mauvaise que les précédentes, et les phénomènes morbides pour lesquels on les applique ne cessent qu'avec l'éruption.

Dans ce cas-ci, les forces reviennent vite. Nous aurons le plus souvent à constater le contraire.

OBSERVATION V (Mazet). — *Suppression brusque des menstrues.* — *Légère irritation gastrique.* — *Sueurs abondantes.* — *Eruption miliaire.* — *Convalescence le 9me jour.*

2me *jour*. — Le pouls est à 70 pulsations.

3me *jour*. — L'éruption commence avec chaleur à la peau, comme à l'état normal.

4me *jour*. — Exacerbation le soir. La malade se fait appliquer 20 sangsues à l'épigastre. Nouvelle éruption.

5me *jour*. — Pouls petit et souple.

6mo *jour*. — La malade est sans forces.

La convalescence fut un peu longue.

Nota. — Les sangsues que s'est fait appliquer la malade étaient inutiles ; les symptômes contre lesquels on les dirigeait auraient cessé avec la nouvelle éruption. Elle n'a gagné à cela qu'une perte considérable de forces et une convalescence prolongée.

Observation VIII (M. Rayer). — *Irritation gastrique.* — *Sueurs continues.* — *Éruption miliaire rouge et blanche.* — *Guérison.*

1er *jour*. — Pouls à 65 pulsations.

2me *jour*. — Pouls naturel.

3me *jour*. — Pouls à 73 pulsations. Agitation, inquiétude, bouffées, battements artériels dans l'abdomen, etc. : 8 sangsues à l'épigastre.

4me *jour*. — L'application des sangsues avait produit un peu de calme. — Cependant, nouvelles bouffées, nouveaux battements, suivis d'une éruption aux paupières, aux joues, au cou, à la poitrine et aux poignets, puis sur tout le corps.

L'apparition de l'exanthème eut lieu à plusieurs reprises, et chaque éruption partielle fut précédée d'une exacerbation de phénomènes morbides propres à l'estomac, suivie d'un calme auquel succéda un nouveau paroxysme, et ainsi de suite, jusqu'à ce que l'éruption eût acquis son entier développement.

5me *jour*. — Le malade, pour un sentiment de constriction à la gorge, réclame des sangsues. L'examen du pharynx et l'état du pouls empêchent qu'on le satisfasse ; mais comme, après notre départ, ajoute M. Rayer, le malade aurait appliqué bon nombre de sangsues, j'en prescrivis deux, une au cou et l'autre à l'estomac.

6me *jour*. — Le malade est sans fièvre.

Nota. — Cette observation est bien remarquable,
et les paroles, comme la conduite de l'observateur, en
disent plus que tous les commentaires que nous pourrions faire ici.

Observation XII (M. Rayer).— *Irritation gastrique.—Sueurs abondantes
et continues. — Eruption miliaire. — Guérison.*

1er *jour*. — Pouls développé, ni dur, ni tendu.

3me *jour*. — Pouls plus fréquent, plus développé; anxiété;
constriction plus vive à l'épigastre : 12 sangsues ; après cela,
soulagement marqué.

4me *jour*. — Outre les phénomènes morbides obvervés la
veille, picotements à la peau dans la soirée, et, dans la nuit,
apparition de boutons miliaires qui s'effacent au point du
jour.

5me *jour*. — Nouveaux boutons.

6me *jour*. — Apyréxie.

7me *jour*. — Il ne reste plus qu'une faiblesse assez considérable. Pourtant il a promptement recouvré ses forces.

Nota. — Les sangsues ont pu produire ici un soulagement momentané, comme toujours peut-être, mais
le retour des accidents et l'affaiblissement qu'elles provoquent en montrent l'inutilité et les inconvénients.

Observation XIII (Mazet). — *Mal de gorge. — Palpitation. — Epigas-
tralgie. — Sueurs abondantes. — Eruption miliaire. — Guérison.*

1er *jour*. — Dans la nuit, violents battements de cœur.
Sangsues à la région précordiale.

2me et 3me *jours*. — Retour, plusieurs fois répété, des

palpitations accompagnées d'une grande oppression et de resserrement considérable dans la région épigastrique; nouvelles sangsues. Ces accidents diminuèrent le soir du 3me jour, au moment où une sueur universelle et abondante inonda la surface du corps.

4me *jour*. — Plus de fièvre, éruption complète.

La malade resta long-temps faible avant de pouvoir reprendre ses travaux accoutumés.

NOTA. — La première application des sangsues n'empêche pas l'aggravation des accidents, et la deuxième ne produit les effets qu'on lui attribue qu'au moment où apparaît l'éruption. Est-il rationnel d'attribuer, dans ce cas-là, aux sangsues d'autres effets qu'un affaiblissement considérable de la maladie?

OBSERVATION XIV (Mazet). *Irritation gastrique. — Sueur abondante. — Picotements. — Eruption miliaire, partielle et successive. — Guérison.*

1er *jour*. — La malade, prise de dyspnée dans la nuit, s'est fait appliquer 7 sangsues. Pouls fréquent, développé; douleur fixe à l'épigastre.

Du 3me au 4me *jour*. — Éruption partielle.

6me *jour*. — Pouls à peu près naturel. Le soir, étouffements très-pénibles, grande anxiété, etc.; pouls plus fréquent; nouvelle éruption.

7me et 8me *jours*. — Retour des paroxysmes, des phénomènes morbides propres à l'irritation de l'estomac, suivis de picotements et d'éruption partielle.

9me *jour*. — L'éruption disparaît.

NOTA. — Cette observation est un échantillon remarquable de la relation intime qui existe entre l'éruption miliaire et les phénomènes nerveux qui l'accompagnent. Que dire alors des 7 sangsues appliquées la première nuit ?

OBSERVATION XV (Mazet). — *Irritation gastrique.* — *Suppression momentanée des accidents.* — *Le 8me jour, apparition de nouveaux phénomènes morbides.* — *Anxiété, palpitation.* — *Eruption miliaire le 9me jour.*

1er *jour*. — Vomissements violents.

2me *jour*. — Nausées, enduit blanc de la langue, bouche mauvaise ; pouls à 75 ; sueur générale avec odeur de paille pourrie.

3me et 4me *jours*. — *Idem.*

5me, 6me, 7me et 8me *jours*. — Mieux progressif ; la malade sortait dès le 6me.

9me *jour*. — Dans la nuit, picotements dans tout le corps, oppression, palpitations violentes, angoisses extrêmes, refroidissement des extrémités : 15 sangsues aux jambes, sinapismes aux pieds ; sueur et éruption généralisée, mais discrète.

10me *jour*. — Le refroidissement des extrémités persiste.

12me *jour*. — Convalescence ; elle a été longue.

NOTA. — Ce cas de suette irrégulière n'est, pour nous, qu'une suette bénigne succédant à une fièvre gastrique, et les sangsues, posées au moment où l'éruption allait se produire, n'ont servi qu'à prolonger la convalescence.

Observation XVII (M. Sazi et Mazet). — *Suppression brusque des menstrues. — Violente irritation gastro-intestinale. — Emétique. — Purgatif. — Sueurs abondantes. — Suspension et retour des accidents. — Sueurs abondantes. — Point de picotements ni d'éruption.*

1er *jour.* — Vomissements et diarrhée.

2me *jour.* — Langue chargée ; sensibilité à l'épigastre ; pouls fébrile : émétique.

3me *jour.* — Superpurgation à la suite d'une médecine ; vers le soir, douleur très-vive à l'estomac, grande oppression, palpitations : quelques sangsues à l'épigastre ; soulagement. Pendant la nuit, sueurs très-abondantes.

4me et 5me *jours.* — Redoublement chaque nuit.

6me, 7me et 8me *jours.* — Sueurs reparaissant par intervalles.

9me *jour.* — Pouls lent ; grande faiblesse.

10me *jour.* — La malade essaie de se lever ; mais, le soir, grande anxiété, douleur à l'épigastre, pouls serré et fréquent, palpitations : 4 sangsues à l'épigastre.

11me *jour.* — Spasme de peu de durée, point de fièvre.

12me *jour.* — La malade est convalescente, mais si faible, qu'elle ne peut sortir de son lit ; les forces ne se sont que lentement rétablies.

Nota. — Ne peut-on pas raisonnablement penser que si cette malade n'avait été ni émétisée, ni purgée, ni saignée, elle n'aurait pas eu une convalescence si pénible, puisqu'elle n'a pas eu même une éruption discrète ? — Mais la malade était d'une constitution délicate ! — Raison de plus pour ne pas abuser d'un traitement énergique !

OBSERVATION XIX (Mazet). — *Irritation gastrique.* — *Sueurs continues.* — *Picotements.* — *Eruption miliaire.* — *Enfant allaité sans lui communiquer la maladie.*

C'est un cas de suette bénigne. Dès le premier jour, à cause d'une violente céphalalgie accompagnée d'oppressions, de palpitations et de resserrement à l'épigastre, on a appliqué à la malade des sangsues aux pieds et à l'épigastre ; la marche de ce cas est des plus simples.

OBSERVATION XX (M. Sazi et Mazet). — *Irritation gastrique.* — *Sueurs abondantes.* — *Suspension des accidents.* — *Eruption miliaire.* — *Continuation de l'allaitement sans inconvénient pour l'enfant.*

1er *jour.* — Il y a eu, pendant la nuit, des nausées et des vomissements. Actuellement grande anxiété, pouls fréquent et dur ; difficulté extrême de respirer; douleurs épigastriques : 10 sangsues à l'épigastre.

2me *jour.* — Soulagement tel que la malade se lève et se croit guérie ; mais les accidents reparaissent bientôt après avec plus de violence : nouvelles sangsues ; nouveau soulagement, sueur abondante, puis éruption.

Les jours suivants, diminution progressive des accidents, et la malade, douée d'une très-bonne constitution, fut bientôt rétablie.

NOTA. — Le 3me jour, dans cette observation un peu écourtée, du reste, tout était fini. C'était donc un cas bien bénin. Si les sangsues, dans ce cas-ci, n'ont pas fait du mal, elles ne nous paraissent pas avoir fait beaucoup de bien.

OBSERVATION XXI (M. Hellocq). — *Violente irritation gastrique.* — *Point d'éruption.* — *Boissons antiphlogistiques, émissions sanguines.* — *Guérison le 17ᵐᵉ jour de la maladie.*

Femme de 37 ans ; forte constitution. Depuis quatre à cinq jours, quelques douleurs sourdes à la région de l'estomac.

1ᵉʳ *jour.* — Langue rouge et sèche, pouls petit et fréquent, douleur épigastrique à la pression, léger sentiment d'oppression : 8 sangsues à l'épigastre, diète sévère.

2ᵐᵉ *jour.* — La sueur continue ; langue humide sur les bords, épigastre moins douloureux, point d'oppression. — Même état jusqu'au 6ᵐᵉ jour.

6ᵐᵉ *jour.* — Langue humide et assez nette, perte de connaissance deux fois dans la journée : eau très-légèrement rougie, deux bouillons nourrissants.

7ᵐᵉ *jour.* — Le pouls est très-régulier ; point d'éruption, point de sueur, point de chaleur à la peau.

Guérison complète le 14ᵐᵉ jour.

Nota. — Si cette observation, comme nous n'en doutons pas, est un cas de suette, voilà une femme, d'une forte constitution, qu'une suette très-bénigne, puisqu'il n'y a pas eu d'éruption, 8 sangsues et quelques jours de diète sévère, ont mise, le 6ᵐᵉ jour, dans un état de prostration très-grande. Quelle est donc la maladie qui, moins que celle qui nous occupe, autorise l'emploi de moyens débilitants ?

OBSERVATION XXII (M. Hellocq.). — *Violente irritation gastrique ; sueurs continues, picotements sans éruption. — Boissons anti-phlogistiques, émissions sanguines. — Guérison après 17 à 18 jours de maladie.*

Depuis quelques jours, pesanteur de tête et malaise général.

1er *jour*. — Frisson d'un quart d'heure le matin, suivi de sueur abondante, d'une grande altération, d'un peu d'étouffement.

2me *jour*. — Chaleur intense, pouls fort, mais assez régulier ; langue très-sèche et comme fendillée, douleurs aiguës à la région épigastrique : 12 sangsues, diète.

3me *jour*. — Même état : 6 sangsues dans la nuit ; la sueur continue moins abondante ; deux selles liquides ; palpitations de cœur.

4me *jour*. — Langue un peu humide ; pouls petit, souple et régulier ; picotements sans éruption ; une selle liquide dans la nuit.

5me et 6me *jours*. — Même état.

7me *jour*. — Langue humide et blanche à la base ; grande prostration des forces. Le malade éprouve des faiblesses toutes les fois qu'on l'agite dans son lit. Pouls faible, mais régulier : trois bouillons de poulet ; sommeil la nuit, pendant quatre heures.

8me *jour*. — Pouls plus élevé, plus de défaillance ; l'état normal se rétablit peu à peu.

NOTA. — Dans cette observation et dans la précédente, les malades, tous deux vigoureux, d'un tempérament sanguin et bien constitués, portent des traces, à en juger d'après l'état de la langue, de véritables irritations gastriques. Cette irritation se dissipe promptement dans l'un et l'autre cas ; devons-nous, par conséquent, en tenir grand compte pour expliquer la débilitation profonde qui survient, chez ces deux malades, au moment où finit habituellement la maladie ? Dans tous les cas, on ne saurait tout lui attribuer, et les émissions sanguines ont probablement encore ici concouru largement à la production de l'état syncopal que l'alimentation a fait disparaître.

OBSERVATION XXVII (M. Hellocq). — *Irritation encéphalique. — Sueurs continues. — Point d'éruption. — Boissons antiphlogistiques. — Emissions sanguines. — Guérison après neuf jours de maladie.*

Jeune homme de 21 ans ; tempérament sanguin, très-forte constitution.

1er *jour.* — Mal de tête violent, avec étourdissement et oppressions. Peu après frissons, sentiment de vapeur qui parcourt tout le corps, chaleur, sueur très-abondante, étouffements et céphalalgie toute la nuit ; vomissements.

2me *jour.* — Même état ; de plus, somnolence continuelle, et par intervalles grands battements de cœur ; pouls fort, dur, mais assez régulier : 15 sangsues aux jambes.

3me *jour.* — Dans la nuit, la somnolence continue. Le malade a perdu deux fois connaissance. Céphalalgie moindre, pouls plus souple. Toutes les fois qu'on relève le malade, longs étourdissements.

4me *jour.* — Céphalalgie augmentée, envie continuelle de dormir, pouls dur et fréquent, palpitations de cœur, sueur copieuse : 6 sangsues aux aines.

5me *jour*. — Deux heures de sommeil pendant la nuit, selles naturelles; le malade s'est senti très-faible; point de céphalalgie, plus d'étourdissements, pouls presque naturel.

6me *jour*. — Plus de sueur. L'amélioration va progressivement croissant.

Le malade sort le 9me jour.

NOTA. — Ici l'indication aux émissions sanguines paraissait formelle; mais nous ferons remarquer que les phénomènes cérébraux ont augmenté le 4me jour, malgré la première application de sangsues, juste au moment où l'effort éruptif est le plus marqué; que le pouls devient presque naturel le 6me jour, et que tout cesse alors, il est vrai, après 6 sangsues aux aines; mais, à cette date, tout est fini dans la plupart des cas bénins.

Cette observation ne prouve donc ni pour, ni contre la saignée. Elle n'est pas davantage un exemple de mouvement fluxionnaire cérébral, se rattachant à la suette; car les troubles spéciaux incontestables que présente cette observation, tout liés qu'ils soient à la maladie actuelle, dépendent certainement de prédispositions propres au sujet, vu la bénignité de l'affection.

Voilà, d'après notre manière de voir, toutes les observations qui doivent être rapportées à des suettes bénignes. Passons actuellement à l'étude des cas graves, et à celle des observations qui ont présenté quelques accidents considérés comme tels.

OBSERVATION XXIII (M. Rayer). — *Violente irritation gastro-intestinale.* — *Sueurs continues.* — *Eruption miliaire, vésiculeuse et confluente.* — *Convalescence longue.*

Au début, bouche mauvaise, dévoiement considérable, borborygmes, douleur à l'épigastre, sueurs abondantes. Dans la nuit, 15 sangsues.

2me et 3me *jours*. — Même état, moins le dévoiement.

4me *jour*. — Tous les phénomènes morbides acquièrent un nouveau degré d'intensité. Soif inextinguible, douleurs et battements épigastriques, pouls développé et fréquent, agitation considérable, bouffées de chaleur, sueurs excessives dans la nuit du 4me au 5me jour : 12 sangsues aux pieds et 8 à l'épigastre.

5me *jour*. — Malgré les antiphlogistiques et un peu de soulagement après les sangsues, aggravation des phénomènes d'irritation gastrique locaux ou sympathiques.

6me *jour*.—Les douleurs à l'épigastre persistent ; frissons, apparition et disparition de l'éruption : ventouses.

7me et 8me *jours*. — Amélioration. Le 7me, l'éruption avait couvert tout le corps, et le malade s'était plaint d'une oppression considérable. On avait appliqué 4 sangsues à l'épigastre.

9me *jour*. — Pouls à 70 pulsations, chaleur naturelle, retour de quelques phénomènes nerveux pendant la nuit.

11me *jour*. — Convalescence; elle a été longue; elle a duré trois semaines. Desquamation considérable.

NOTA. — C'est ici évidemment un cas de suette grave; aussi ne mettrons-nous pas sur le compte des sangsues la longueur de la convalescence ; mais personne n'oserait prétendre, après les aveux de l'observateur, qu'elles aient été d'une utilité quelconque.

OBSERVATION XXIV (M. Hellocq). — *Irritation gastrique.* — *Sueurs abondantes.* — *Emétique.* — *Momentanément irritation sympathique de l'encéphale.* — *Eruption vésiculeuse.* — *Guérison le 25me jour.*

Femme d'une assez faible constitution.

1er *jour.* — Frémissements dans les jambes , battements de cœur violents et fréquents , gêne de la respiration, céphalalgie légère, puis chaleur très-vive et sueur abondante.

2me *jour.* — Sueur très-abondante, pouls plein, souple et assez régulier ; légère oppression, épigastre légèrement douloureux. Dans la nuit du 2me au 3me jour, délire passager.

3me *jour.* — Même état et envie de vomir : 15 grains d'ipécacuanha et 1 d'émétique; plusieurs vomissements.

4me *jour.* — Sueurs moindres, picotements. Dans la nuit, sueurs abondantes, insomnie, délire.

5me *jour.* — Picotements avec malaise, pouls souple mais fréquent. Vers le soir, éruption partielle. Dans la nuit, plusieurs défaillances, mais deux heures de sommeil.

6me *jour.* — Éruption sur tout le corps , faiblesse, pouls régulier, faible.

La malade ne peut se lever un peu que le 15me jour.

NOTA. — Cette observation est remarquable par le développement tardif et hésitant pour ainsi dire de l'éruption , par un peu de délire qui n'est pas du tout décrit par l'auteur, et par l'atteinte grave portée à l'ensemble des forces de l'économie.

OBSERVATION XXV (Mazet). — *Accidents divers. Malpropreté.* — *Insomnie cruelle provoquée par les assistants.* — *Délire.* — *Éruption miliaire.* — *Convalescence.*

Dans la nuit, douleurs dans les reins, oppression considérable : 25 sangsues aux cuisses. Soulagement momentané : vomitif. Après le vomitif, sueurs abondantes. La malade visitée, le 5me jour, par l'auteur de l'observation, est trouvée dans l'état suivant : on la tient pour ainsi dire ensevelie sous un tas de couvertures; depuis l'invasion, elle croupit dans du linge plein de sang et de sueur; quatre personnes l'entourent, la pinçant et la secouant pour l'empêcher de dormir, etc. Anxiété vive et délire, oppression par intervalles, douleur vive à l'épigastre, pouls développé, et éruption sur presque toutes les parties du corps: 6 sangsues à l'épigastre.

Le médecin ayant obtenu la cessation du supplice infligé à la malade, tout cesse.

6me *jour.* — Sommeil paisible; les sueurs continuent, l'éruption est complète. Pouls naturel ou un peu moins fréquent (68).

9me *jour.* — La malade se lève.

Les forces se rétablissent lentement.

NOTA. — Ce cas-là n'est qu'une suette bénigne, puisqu'au 6me jour, le pouls, noté un peu moins fréquent, est à 68 pulsations; il n'avait donc guère dépassé ce chiffre. Après le traitement barbare qu'a subi cette malade, nous serions mal inspiré si nous faisions la guerre aux émissions sanguines à son occasion.

OBSERVATION XXVI (Mazet). — *Irritation gastrique.* — *Sueurs continues.*
— *Terreur suivie de délire.* — *Eruption miliaire confluente.* — *Desquamation de l'épiderme.*

Jeune homme de 18 ans, très-fortement constitué, vivement impressionné par la mort de son maître. Délire furieux dans la nuit du 2me au 3me jour. Pouls plein, dur et fréquent : 14 sangsues à l'épigastre.

3me *jour.* — Anxiété extrême, oppression, agitation vive, terreur profonde : large saignée du bras, sinapismes aux jambes. Nuit assez calme ; les sueurs continuent. Je le vis, dit l'auteur, au retour de cet accès effrayant : il était dans un état d'angoisse indescriptible, me priant de le soustraire à une mort certaine ; je parvins à le calmer et à ranimer son courage.

4me *jour.* — Commencement d'éruption, palpitation, bouffées de chaleur, épigastre plus sensible, pouls plein : 6 sangsues à l'épigastre.

5me *jour.* — L'éruption devient très-confluente : c'est la plus confluente qu'ait observée l'auteur.

6me *jour.* — Apyrexie.

8me *jour.* — Desquamation évidente.

La convalescence a été longue.

NOTA. — Le calme obtenu chez ce malade est-il dû à la saignée ou à l'influence morale exercée par le médecin ? La maladie a été grave, il est vrai, mais la terreur dont a été saisi le malade, dès le premier jour, a considérablement augmenté les désordres nerveux. Les saignées, dans ce cas-ci, ne nous paraissent donc pas avoir joué un rôle bien caractérisé.

OBSERVATION XXVIII (M. Rayer). — *Irritation intestinale.* — *Raptus vers le cerveau.* — *Coma.* — *Mort le 4me jour de la maladie.*

1er *et* 2me *jours.* — Bouche mauvaise, pâteuse; anorexie, coliques légères et momentanées, sueurs abondantes.

2me *jour.* — Ces accidents s'aggravent. 20 garde-robes dans les 24 heures; oppression, anxiété, pouls peu fréquent, apparition de quelques boutons, douleur à l'épigastre : 12 sangsues sur cette région. Léger soulagement. Dans la soirée, inquiétude, crainte de la mort, insomnie.

4me *jour au matin.* — Rien encore d'alarmant; mais M. Pariset, qui voit la malade, remarque de l'inquiétude et de l'agitation dans la physionomie, et propose des vésicatoires aux jambes; on ajourne le moyen. A 2 heures, froid glacial aux pieds; en même temps survient le délire le plus violent suivi de coma, à 3 heures. A cette heure, MM. Rayer, Pariset et Canuet constatent l'état suivant: plus de sueur, plus d'éruption; pulsations des artères temporales, œil fixe, peu sensible; langue blanche, humide; selles spontanées; poitrine sonore, pourtant respiration laborieuse; hoquet; pouls lent et lourd, irrégularité de pulsations sous le rapport de la force, du volume et de la fréquence; pas de convulsions, insensibilité de la peau, réponses monosyllabiques ou nulles, etc. Frictions sur les membres inférieurs, vésicatoires aux jambes, sinapismes, lavement au quinquina. Tous ces phénomènes s'aggravent, et la mort arrive entre 10 et 11 heures du soir.

M. Rayer déclare qu'il y avait alors un tel préjugé contre la saignée, qu'ils craignirent de l'employer, quoique son avis particulier fût qu'il était indiqué d'ouvrir la saphène.

Nota. — Faisons remarquer d'abord que si des médecins de l'importance de ceux qui se trouvaient autour de cette malade, ont reculé devant l'emploi d'un moyen qui leur paraissait indiqué, par la seule raison que l'opinion publique le réprouvait, il est permis de penser que ce moyen n'avait pas dû donner de brillants résultats.

Quoi qu'il en soit, arrêtons-nous sur l'intention de M. Rayer, parce qu'elle nous ramène à la doctrine des raptus cérébraux. Or, c'est la seule observation, relative à cette lésion, que nous ait fournie M. Rayer; elle doit donc nous intéresser. Nous l'avons déjà dit ailleurs : ces raptus, pour nous, ne sont pas des mouvements actifs ; qu'on nous permette donc d'appliquer cette idée à ce cas particulier.

Pour M. Rayer, évidemment, la malade qui fait le sujet de cette observation est morte par le cerveau ; pour lui, c'est la *lésion nécessaire*, conséquemment celle qu'il aurait fallu guérir ou prévenir pour éviter la mort. Voici en quoi nous différons. Comme M. Rayer, nous admettons la lésion cérébrale ; seulement l'extravasation sanguine qui a probablement anéanti les fonctions de l'organe, n'a été que la conclusion, le dénouement inévitable de l'action pathologique générale. Vouloir s'opposer directement à cette terminaison, qu'ont été impuissantes à prévenir et les sangsues, et une violente dérivation spontanée sur le tube digestif, c'est tenter l'impossible. Dans ce cas particulier, il eût fallu pouvoir empêcher la sidération des forces amenée par le funeste concours de circonstances peu graves isolément: ainsi ce n'est pas l'embarras gastro-intestinal du début, accompagné de quelques coliques, qui a amené la mort, ni la sueur dont le corps a été inondé pendant trois ou quatre jours, ni les 20 garde-robes dans les 24 heures du troisième jour, ni l'apparition, ce jour-là, de quelques vésicules miliaires, se faisant avec un pouls peu fréquent, ni les 12 sangsues posées à l'épigastre, ni la peur; mais ajoutons à l'altération primitive du sang les déperditions arrivant par toutes ces causes réunies : sueurs abondantes, 24 selles, 12 sangsues, ébranlement nerveux provoqué par la terreur et l'éruption, le tout frappant l'organisme à l'improviste, et il sera facile de comprendre et d'expliquer la lésion du cerveau, car le grand modérateur de cet organe, le sang, sera porté, non-seulement à son maximum d'appauvrissement et par suite d'impuissance vitale, mais il se trouvera

encore dans les conditions les plus favorables à son extravasation spontanée.

OBSERVATION XXIX (M. Rayer). — *Irritation gastrique.* — *Sueurs
continues.* — *Eruption miliaire.* — *Fluxion vers les poumons.* —
Disurie. — *Guérison.*

Dans l'intention de prévenir la suette, le malade s'applique
15 sangsues. Une douzaine de jours après, il tombe malade.

1er *jour*. — Pouls développé à 75, sans dureté.

2me *jour*. — Même état.

3me *jour*. — Il y a eu de l'agitation dans la nuit. Dans
la soirée, l'éruption se fait rapidement, précédée, pendant
deux ou trois heures, d'agitation vive, de douleurs de tête
violentes, d'anxiété précordiale, d'oppression, de chaleur
et d'ardeur épigastrique, d'un plus grand développement du
pouls, de sueurs universelles : 8 sangsues à l'épigastre.

5me *jour*. — L'éruption couvre toute la surface du corps ;
la fièvre est forte ; mais le resserrement à l'épigastre, l'oppression, la chaleur et les ardeurs internes avaient sensiblement diminué.

La fluxion dont la peau était le siége, semblait être alors
le principal mobile des désordres observés dans toutes les
fonctions.

Dans la nuit, MM. Pariset et Rayer sont appelés : mal de
tête et oppression considérable, pouls plein et fort, chaleur,
agitation vive, quelques quintes de toux, quelques crachats
renfermant à peine une cuillerée de sang rouge et vermeil.
La poitrine, percutée avec soin, rend partout un son clair.
Ces accidents sont attribués à une fluxion vers la muqueuse
des poumons. Deux palettes de sang furent tirées du bras
droit. Le sang a présenté une petite quantité de sérum.

5me *jour*. — Le pouls était souple et moins fréquent, les
boutons moins nombreux ; les sueurs continuent ; dysurie.

6me *jour*. — La plupart des fonctions étaient rétablies dans leur état normal.

10me *jour*. — Le malade sort.

Nota. — L'exhalation d'une cuillerée à peine de sang rouge et vermeil, par la muqueuse bronchique, voilà tout ce qui constitue l'intérêt de cette observation. Peut-on conclure, de ce fait particulier, en faveur des raptus pulmonaires ? L'auteur prend bien soin de noter les résultats négatifs que fournit l'exploration de la poitrine.

Nous n'avons rien à dire de la saignée, sinon qu'elle n'a pas nui, et qu'elle a été pratiquée pour un accident de peu d'importance et à la fin de l'éruption.

Nous croyons avoir fidèlement rapporté ce qui pouvait, dans les observations analysées, éclairer la question des émissions sanguines ; et si nous ne nous abusons, il nous semble qu'il ressort de cette étude :

1° La démonstration de l'insuffisance des émissions sanguines, comme moyen de calmer les phénomènes nerveux péridiaphragmatiques, et que la complète apparition de l'éruption peut seule faire cesser ;

2° La probabilité très-grande de leur fâcheuse influence sur l'état des forces et la durée de la convalescence.

Si ces effets sont habituels dans des cas bénins,
combien plus dangereux et plus fréquents ne seront-ils
pas dans les cas graves?

Nos conclusions ne sont certes par forcées. M. Rayer
lui-même, M. Rayer surtout, dans les observations
qui lui sont personnelles, constate le plus souvent,
avec la plus grande franchise, la reproduction ou
l'aggravation de phénomènes nerveux épigastriques,
malgré les émissions sanguines et le soulagement momentané qu'elles donnent.

Mais comme moyen préventif des accidents cérébraux,
quelle est leur influence? Laissons encore la parole à
M. Rayer. Après avoir constaté que les lésions de
l'encéphale, ordinairement sympathiques de l'inflammation de l'estomac, étaient amendées par les émissions
sanguines locales, il ajoute : « Il faut avouer que,
quelquefois aussi, les mêmes phénomènes se développaient de nouveau dans l'estomac, après quelques
heures ou une seule heure de calme, et que le délire
et les autres symptômes de l'irritation de l'encéphale
reparaissaient avec une rapidité et une intensité ef-
frayantes. »

Il veut que les émissions sanguines ne soient employées qu'avec mesure, et il ajoute : « qu'il n'est pas au pouvoir des médecins de faire avorter les phlegmasies par des émissions sanguines, lorsqu'elles sont produites par une maladie infectieuse ou contagieuse. »

On le voit, tout en admettant la nature inflammatoire de la maladie, M. Rayer ne se méprend pas sur sa véritable cause ; il dit, en outre : « qu'en considérant la suette miliaire comme une gastrite ou une gastro-entérite ordinaire, on commettrait la même erreur que celui qui ne verrait qu'une angine dans la scarlatine, qu'un catarrhe dans la rougeole. »

Rien n'échappe à la sagacité de M. Rayer ; car, par suite de son illusion sur la valeur réelle de l'irritation gastro-intestinale, ne pouvant s'expliquer comment il se fait que l'irritation viscérale ne s'accompagne pas de sécheresse à la peau, et que, dans les cas graves, comme dans les cas légers, la sueur soit aussi abondante, il en témoigne toute sa surprise et son étonnement.

Mais il est plus heureux, quand il cherche à se rendre compte de l'amaigrissement considérable qui accompagne la suette : « On était réellement étonné, dit-il, de voir des hommes qui étaient cités, huit jours avant, comme ayant un *gros ventre*, être devenus presque *fluets* : cette maigreur était le résultat de la diète, des sueurs et des émissions sanguines employées sans mesure. »

Si l'on ajoute à tout cela que M. Rayer avait parfaitement entrevu le vrai point de départ des phénomènes nerveux, car il dit : « nous sommes porté à croire que les nerfs pneumogastriques et trisplanchniques n'étaient point étrangers à ce sentiment d'oppression et à ces anxiétés précordiales et épigastriques, » l'on n'aura pas lieu de s'étonner que nous ayons l'humble prétention de rattacher à notre cause l'illustre et savant praticien.

Regrettons, toutefois, que les doctrines de cette époque n'aient pas permis à M. Rayer de proclamer nettement, après les avoir entrevues, la nature septique, partant asthénique de la maladie, et la véritable origine de ses symptômes graves ; il aurait certainement établi sur des bases solides une pathologie durable et formulé un traitement plus rationnel et meilleur.

Nous n'en finirions pas si nous voulions chercher ailleurs des preuves de l'insuffisance, de l'inutilité et de l'inconvénient des émissions sanguines. Du reste, à propos d'autres médications, nous retrouverons sur nos pas ce moyen thérapeutique, dont il faudra peut-être encore nous occuper incidemment.

Si nous avons montré le peu d'efficacité des émissions sanguines comme moyen curatif de la suette, combien plus facilement nous montrerions leur inefficacité comme moyen préventif? Les preuves de ce que nous avançons sont données par les auteurs en si grand nombre, et sont si généralement admises, que nous croyons inutile de les rappeler ici.

II

ÉVACUANTS — IPÉCACUANHA

Le point de départ de la méthode que nous allons étudier est la complication gastrique vraie ou supposée. Or, nous avons dit, ailleurs, que l'embarras gastrique, tout en étant la complication la plus fréquente de la suette, était bien loin de se montrer habituellement, même dans les circonstances les plus favorables à son développement. C'est, dans tous les cas, ce que nous avons observé nous-même pendant une période de quinze ans, et les motifs que nous avons sommairement exposés nous paraissent suffisants pour expliquer cette anomalie apparente.

Foucart est le propagateur de cette méthode , et celui qui l'a défendue avec le plus d'autorité ; aussi allons-nous lui demander tout ce qu'il nous importe de savoir à ce sujet.

Il admet que la suette est une affection septique , une toxhémie qui présente à considérer trois groupes de phénomènes distincts , mais étroitement connexes :

1° Phénomènes septiques ;

2° Phénomènes gastriques ;

3° Phénomènes nerveux.

Les phénomènes de septicité sont constitués par l'altération primitive du sang , qui est toujours sans consistance et sans couenne , et par la rapide putréfaction des cadavres.

Les phénomènes gastriques sont caractérisés par l'apparition , vers la fin du 2me jour, des symptômes propres à la forme muqueuse de l'embarras gastrique : langue blanche , recouverte d'un enduit saburral plus ou moins épais , anorexie , etc.

Les phénomènes nerveux comprennent : les sensations

de constriction épigastrique, de barre trachéobronchique, de suffocation ou de strangulation ; le délire , les battements épigastriques, les sensations de brûlure et de malaise de l'estomac : ces deux derniers sont rattachés à la convalescence.

Aucune lésion organique ne peut rendre compte de ces phénomènes que Foucart rapporte, par conséquent, tout entiers à des troubles de l'innervation.

Voilà des idées qui sont assurément les nôtres, quant à ce qui touche à la lésion constante du sang et au point de départ des phénomènes nerveux ; mais survient ensuite la relation des phénomènes gastriques avec ces derniers, relation de cause à effet , que Foucart semble hésiter à formuler nettement, mais que ses paroles accusent cependant.

En effet , après avoir déclaré que la gastrite est un mythe, il parle de l'embarras gastro-intestinal, et il dit : « Il est certain qu'il doit y avoir un rapport entre l'embarras gastro-intestinal et les autres phénomènes qui constituent à eux seuls tout le danger de la maladie , puisque cet embarras gastrique existe toujours et précède, dans tous les cas , ou du moins dans l'immense majorité des cas , l'apparition des phénomènes nerveux.

Nous n'avons, en effet, rencontré qu'un ou deux exemples de malades chez lesquels des accidents nerveux bien caractérisés aient précédé l'apparition des troubles gastro-intestinaux. Ce qui prouve ce rapport, c'est l'influence qu'a sur la diminution, la disparition complète, ou même la non apparition de ces phénomènes nerveux, la guérison de l'embarras gastrique par une médication appropriée. »

Après de pareilles affirmàtions, il faut renoncer à la logique ou admettre que l'embarras gastrique seul donne à la maladie toute la gravité qu'elle peut prendre, et que la suette par elle-même est une maladie inoffensive. Cette opinion est si bien celle de Foucart, qu'il fait tenir la maladie tout entière entre le moment de l'invasion et celui où se fait l'éruption, époque à laquelle se développe pour lui l'embarras gastro-intestinal, et c'est le temps pendant lequel on doit, dit-il, trouver réellement la maladie avec tous ses caractères et ses accidents les plus graves (1). C'est cette période qu'il appelle période *d'état*.

Foucart se plaint du silence gardé par tous les auteurs sur cette période qu'il est seul à admettre; arrêtons-

(1) Foucart, p. 31.

nous donc un instant sur les motifs qu'il invoque à l'appui de sa manière de voir.

Après l'*incubation*, que Foucart comprend comme tout le monde, arrive l'*invasion*, que signalent les premiers phénomènes propres à l'affection, et qui dure jusqu'au moment où elle est complétement dessinée, mais non pas avec *tous* ses accidents; car, quand ces accidents se montrent, la période d'invasion est passée, et la période d'*état* arrive (1).

Ceci a besoin, ce nous semble, de quelques éclaircissements, et voici comment nous comprenons la pensée de l'auteur.

La période d'invasion, admise par tous les médecins et pour toutes les fièvres éruptives, nous paraît avoir été scindée en deux temps par Foucart, bien qu'il ne le dise pas : le premier temps est *sa* période d'invasion, et s'étend depuis le premier symptôme de la maladie jusqu'à l'apparition des phénomènes gastriques et nerveux, c'est-à-dire jusqu'à la fin du 2me jour, époque que Foucart assigne au développement de ces phénomènes; le deuxième temps est compris entre l'apparition

(1) Foucart, p. 31.

de ces mêmes phénomènes et leur cessation avec l'arrivée de l'éruption, c'est-à-dire au 4me jour. C'est là
la véritable période *d'état.*

Cette dernière période, à laquelle est donnée une
durée de 48 à 72 heures, est loin d'être aussi longue
en réalité, à moins de supprimer la période d'invasion
que Foucart prétend admettre, ou d'empiéter sur la
période d'éruption qu'il déclare, d'autre part, clore *sa*
période d'état.

Cette période a évidemment été imaginée par l'auteur
pour donner à l'embarras gastro-intestinal le temps de
se produire avec toutes ses conséquences.

Quant à l'éruption, Foucart la considère comme une
crise utile à la marche et à l'heureuse issue de la maladie ; elle est beaucoup moins grave que la période
d'état durant laquelle, le plus souvent, la mort arrive
dans les terminaisons funestes. Elle marque, d'ailleurs,
sinon la terminaison définitive, du moins la terminaison
prochaine de la maladie, et le danger est passé quand
elle se fait régulièrement et convenablement.

Voilà, si nous l'avons bien comprise, la doctrine de
Foucart sur la suette miliaire. Voyons actuellement si
elle a sa raison d'être, d'abord dans les données géné-

ralement admises , et ensuite dans les faits observés par Foucart lui-même.

Nous l'avons déjà dit et répété, pour notre part, nous n'avons que très-exceptionnellement rencontré l'embarras gastrique dans les nombreuses épidémies de suette observées dans l'Hérault, depuis 1851 ; mais nos affirmations ne doivent pas entrer en ligne de compte ; cherchons ailleurs quelques preuves.

Il est incontestable que, dans l'épidémie de l'Oise et de Seine-et-Oise, M. Rayer a constaté, sous le nom d'irritation gastrique , la présence à peu près constante de l'embarras gastro-intestinal, et cela tout-à-fait dans le début de la maladie.

Dans l'épidémie de l'arrondissement de Coulommiers, MM. Barthez , Guenaud de Mussy et Landouzy déclarent encore, que la langue était blanchâtre et recouverte d'un enduit épais.

Mais, dans l'épidémie de la Dordogne, M. Parrot n'a certes pas observé d'embarras gastrique , car il dit que la langue était toujours , au début, large et humide, et que souvent les malades, surtout pendant les deux ou trois premiers jours, déclaraient avoir un appétit si violent, et en même temps d'un caractère si franc et si naturel, que rien ne pouvait les empêcher de le satisfaire. Seulement, il constate que, le 6ᵐᵉ jour, la langue se recouvrait d'un enduit jaunâtre épais, fait sur lequel nous nous expliquerons bientôt. Il remarque aussi, comme tous les auteurs qui ont écrit sur la suette, que la constipation était un des symptômes les plus constants et les plus invariables, mais qu'une fois, et dans un cas grave, le malade, loin d'être constipé, avait une diarrhée incessante (1).

Dans l'épidémie de l'Hérault, de 1851, le Professeur Alquié, notant, dans les cas bénins, comme dans les cas graves, comme dans les cas malins, l'état de la langue, la dit être large, humide, souple, muqueuse, et ne parle nullement d'embarras gastrique à ce propos. Seulement, dans les cas graves, faisant intervenir les formes morbides, il mentionne l'état bilieux, mais au même titre que l'état inflammatoire, l'état nerveux, etc. Avec M. Parrot, il constate, comme fréquent pendant la convalescence de la suette rémittente maligne, l'enduit muqueux jaunâtre de la langue.

Que nous dit enfin Foucart lui-même de l'état du

(1) Parrot, p. 131.

tube digestif chez ses malades? le voici : « pendant les premiers jours de la maladie, la langue reste plate, humide, rose ou à peine teintée d'une nuance opaline ; le tube digestif est encore dans des conditions à peu près normales. »

Peut-on être plus affirmatif, peut-on douter après cela ?

Si l'on considère maintenant, après avoir constaté l'absence de l'embarras gastrique, au début, chez les malades de Foucart, que les signes d'embarras gastrique fournis par la langue, et notés à la fin du 2me jour, ne sont probablement dus qu'au soulèvement commençant de l'épithélium de cet organe, conséquence forcée de l'éruption qui se fait sur la muqueuse buccale, fait sur lequel insiste tant Foucart (1) ; que MM. Rayer, Guénaud de Mussy, Barthez et Landouzy appellent *desquamation de la langue*, et que M. Parrot et Alquié constatent, vers le sixième jour, sous l'épithète d'enduit jaunâtre ; si, dis-je, l'on veut admettre, avec la plupart des auteurs, ce motif de soulèvement épithélial, nous serons forcé d'arriver à cette singulière conclusion,

(1) Foucart, p. 40.

que l'embarras gastrique, proprement dit, n'a pas fréquemment existé dans l'épidémie de suette observée par Foucart.

Il nous reste à expliquer pourquoi ce soulèvement de l'épithélium serait déjà appréciable dès le 2me jour ; l'explication nous paraît facile à trouver : — que sont, dans la scarlatine, dans la rougeole, l'angine, la sècheresse de la gorge, la toux, etc., sinon des signes certains que l'éruption scarlatineuse, rubéolique, débute par la muqueuse gutturale et buccale avant de se montrer à la peau ? — pourquoi ne pas admettre des habitudes analogues pour la suette ?

Quoi qu'il en soit, et sans pousser trop loin nos conclusions au sujet de l'épidémie de la Somme et de l'Aisne, il est évident *que l'embarras gastrique n'est pas un élément constitutif de la suette miliaire épidémique,* puisqu'il peut manquer et manque souvent même comme complication.

Comme corollaire de cette proposition, nous pouvons conclure que *les phénomènes nerveux sont indépendants de l'embarras gastrique.* Ils sont, comme nous l'avons déjà noté, constatés par tout le monde dès le début de l'affection, et ceux qui n'ont pas parlé de l'embarras

gastrique ne manquent pas de le remarquer : par exemple,
le Professeur Alquié signale, au milieu de la période pro-
dromique, des douleurs et des pesanteurs épigastriques ,
des constrictions à la base du thorax, des maux de
cœur, des défaillances répétées; « bientôt après, ajoute-
t-il, survienent la chaleur, la sueur, etc. »

Foucart seul a constaté le contraire. Ce désaccord ne
peut s'expliquer que de deux manières : ou ces phénomènes n'ont pas existé, ou ils sont passés inaperçus;
nous ne pouvons admettre qu'ils n'ont pas existé ,
car nous les avons vus, dans les cas les plus bénins,
dans les suettes sans éruption, parfaitement indiqués ;
il faut donc qu'au début, peu sentis par les malades ,
peu remarqués par l'observateur, ils aient été négligés
jusqu'au moment de leur réelle importance. Cela est d'autant plus probable que Foucart, n'ayant pas perdu un seul
malade sur plus de mille, n'a pas dû observer beaucoup
de cas graves; du reste, contrairement à l'affirmation si
nette et si précise que nous avons citée tout à l'heure, il
a dit auparavant, « qu'au début de la maladie, dans un
petit nombre de cas, un quart environ, on rencontrait
un léger sentiment de gêne, de malaise, dans la région
épigastrique, phénomène qui indiquait, à cette époque,

les cas qui devaient être les plus graves (1). » Mais l'embarras gastrique n'existait pas encore! A quoi donc fallait-il rattacher ces accidents?...

Voilà, si nous ne nous abusons, des raisons suffisantes, non-seulement pour mettre en doute le rapport de l'embarras gastrique et des phénomènes nerveux, mais encore pour faire rentrer la période d'état de Foucart dans la période d'invasion, attendu que cette période d'état ne repose sur aucune donnée clinique sérieuse.

Abordons maintenant le traitement pharmaceutique mis en usage par Foucart: conséquent avec ces principes, et ayant fait dépendre les phénomènes graves de la suette d'un embarras gastro-intestinal, il ne pouvait lui opposer que les évacuants.

Nous n'avons pas à discuter cette méthode thérapeutique au point de vue de ses indications spéciales, puisque nous venons de le faire implicitement. Nous n'avons à l'envisager que dans ses effets généraux ; car, bien que nous ayons démontré le peu de fréquence relative et l'importance secondaire de la complication

(1) Foucart, p. 139.

gastrique, nous ne prétendons pas nier absolument l'utilité de la méthode évacuante, des vomitifs surtout. Nous reconnaissons à ces derniers, comme Foucart, du reste, une action perturbatrice incontestable et salutaire ; mais cette action, qui n'est que secondaire pour lui, devient pour nous l'action principale ; il importe donc que nous disions comment nous comprenons l'intervention des évacuants dans la suette.

Il est incontestable que les évacuants en général et l'ipécacuanha en particulier n'ont pas nui sérieusement dans la maladie qui nous occupe ; sans cela Foucart et tous ceux qui les ont employés comme lui n'auraient pas enregistré tant de succès. — L'ipécacuanha, pour tout le monde, ajoute à son action évacuatrice et modificatrice spéciale de l'estomac, une action stimulante générale, excitatrice périphérique et perturbatrice ; rien donc de plus logique que de compter sur lui quand il s'agit de stimuler sensiblement les forces, de soutenir un mouvement qui se fait à la peau, et de distraire l'organisme de certaines manifestations nerveuses, passagères et sans motifs organiques graves.

On le voit, si nous avons été très-circonspect sur la valeur des indications, nous le sommes beaucoup moins sur l'utilité de l'ipécacuanha comme vomitif. Mais de ce que nous croyons que les phénomènes nerveux qui accompagnent la suette peuvent, dans certaines limites, être sensiblement modifiés par l'acte du vomissement, il ne s'ensuit pas que nous considérions l'ipécacuanha comme capable d'en prévenir le développement ou la gravité ; son insuffisance, dans tous les cas, doit être en raison directe du peu de durée de son action, et d'autres moyens plus facilement renouvelables peuvent lui être préférés ou doivent lui être adjoints.

Quant à la préférence que Foucart donne à l'ipécacuanha sur l'émétique, elle est parfaitement justifiée : d'abord parce que l'ipécacuanha est beaucoup moins agressif pour le tube gastro-intestinal que l'émétique ; ensuite parce que l'ébranlement qu'il produit est beaucoup plus passager, et qu'il relève les forces plus qu'il ne les prostre.

Mais si nous avons des sympathies très-avouables pour les vomitifs, nous sommes loin d'en faire autant pour les purgatifs, et *les purgatifs répétés pendant la période fébrile de la maladie*. Pour nous, l'action des purgatifs, pendant cette période, est en contradiction manifeste avec les indications naturelles propres à la

suette ; en effet, s'il ne convient pas d'exciter, d'augmenter, d'exagérer le mouvement périphérique qui constitue l'une de ses manifestations principales, il n'est
pas non plus indiqué de l'empêcher, de le troubler ou
de le dévier : c'est une loi vieille comme la médecine, à
laquelle on nous permettra de sacrifier ici. Ce n'est
peut-être pas sans raison que nous pensons de la sorte :
n'avons-nous pas vu, par exemple, dans la XXVIIIme observation de M. Rayer, une malade très-rapidement
emportée, le 4me jour, avec une suppression de l'éruption, après vingt selles qui avaient eu lieu la veille de
la mort? Y aurait-il beaucoup de témérité à penser
que ce mouvement vers l'intestin pourrait bien avoir
empêché celui qui devait s'effectuer à la peau? Ne ve-
nons-nous pas de constater aussi que M. Parrot n'avait
observé qu'une fois du dévoiement considérable, et cela
dans un cas grave? — Nous croyons donc qu'il convient
de respecter la constipation dans les deux premières
périodes de la suette, dans le but unique de ne pas
contrarier les efforts de la nature.

D'autre part, sans croire à la possibilité d'une violente inflammation gastro-intestinale sous le coup d'un
purgatif, nous pensons que de pareils moyens, admi-

nistrés ou répétés intempestivement, peuvent détruire l'appétit, rendre les digestions pénibles et difficiles, juste au moment où les malades ont le plus besoin de l'intégrité des fonctions gastro-intestinales. Qui sait si le sentiment de *brûlure* épigastrique sur lequel insiste Foucart, et rapporté par lui, pendant la convalescence, à la persistance des phénomènes nerveux, sentiment de brûlure « accompagné de sensibilité au moindre contact », de digestion laborieuse, ne se rapporte pas à un commencement d'irritation gastro-intestinale ? Pourquoi, quand un mouvement fluxionnaire intense s'est produit à la peau, la muqueuse intestinale ne serait-elle pas devenue plus impressionnable, par suite de la rupture de l'équilibre sécrétoire général, équilibre si nécessaire à la régularité des fonctions de deux organes aussi solidaires l'un de l'autre que la peau et l'intestin ?

Cette hypothèse, si naturelle, n'est-elle pas confirmée par ce que nous voyons tous les jours se passer à la peau, quand une irritation aiguë ou chronique de l'intestin provoque un flux de ventre exagéré ?..... Ainsi, sans avoir, le moins du monde, envie de ressusciter la gastro-entérite de la suette, nous ne sommes pas éloigné d'admettre un certain degré *d'irritabilité* gastro-intestinale, l'attribuant, avec M. Rayer, « à la sécheresse de la surface interne de l'intestin que l'abondance des sueurs rend presque inévitable. » Nous sommes donc de l'avis de ce praticien éminent quand il dit : que l'abus des émissions sanguines prolongeait moins la convalescence que celui des purgatifs et des émétiques. Dans le premier cas, la perte directe des forces était promptement réparée par le retour de l'appétit ; tandis que, dans le second, la faiblesse, quelle que fût son origine, était entretenue par un état morbide de l'estomac. « Cette opinion, ajoute-t-il, sera contestée par les humoristes : cela doit être ; mais je maintiens son exactitude. »

Les raisons que nous venons d'exposer ne sont-elles pas suffisantes pour nous autoriser à ne conseiller, dans une maladie où la résistance vitale est si profondément attaquée, les moyens débilitants ou perturbateurs énergiques qu'avec la plus grande prudence, toujours en vue des accidents graves qui peuvent survenir à l'improviste?

Aussi n'admettrons-nous, pour notre part, que l'emploi des laxatifs, et seulement quand la fièvre est tombée et que la constipation ne cède pas spontanément, ou sous l'influence de quelques stimulations inof-

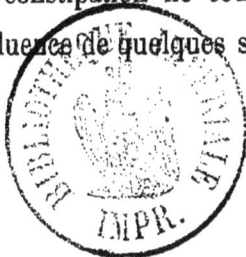

7

fensives du rectum. Dans ce cas-là, nous donnons l'huile de ricin, et il agit d'autant mieux qu'il est donné au moment où toutes les fonctions tendent à rentrer dans leur état normal. Cette pratique, du reste, est la pratique commune, et nous ne voulons d'autre mérite que celui d'en affirmer encore ici le sagesse.

Voyons maintenant si notre manière de voir, sur les évacuants, ne trouvera pas quelque point d'appui dans la pratique et les observations de Foucart lui-même. Mais notons, auparavant, que l'ipécacuanha a été donné par lui dans tous les cas, et dès qu'il était appelé près d'un malade atteint de suette; il en a quelquefois même conseillé l'administration en attendant qu'il pût se rendre auprès du malade.

Foucart n'attendait donc pas le développement de l'embarras gastrique pour le combattre, et cela se comprend, puisqu'il croyait que le grand avantage de l'ipécacuanha, donné tout au début de la suette, était de transformer tous les cas en cas légers. Cependant, malgré l'ipécacuanha, les signes de l'embarras gastrique ne s'en développaient pas moins; puisqu'il faisait de leur présence la condition *sine quâ non* de la maladie. Il écrit, en effet, tout au début de son chapitre sur le diagnostic : « Que, toutes les fois qu'au 2me ou 3me jour, la langue est naturelle, on peut affirmer, sans crainte de se tromper, qu'il n'y a pas de suette. »

On nous pardonnera d'appuyer avec autant d'insistance sur tout ce qui est relatif, dans le travail de Foucart, à l'embarras gastrique ; car nous avons à cœur de justifier notre critique, et de montrer qu'elle repose tout entière sur la vérité.

Dans les cas où l'ipécacuanha produisait des selles, Foucart laissait reposer le malade un ou deux jours ; puis un purgatif salin achevait la cure. Mais quand, au commencement, ce qui s'est produit, dit-il, dans un petit nombre de circonstances, la suette s'accompagnait de diarrhées, il ne purgeait pas : la nature remplissait elle-même l'indication. Foucart avait observé que, dans ces cas-là, la suette guérissait plus vite. Dans les cas graves, les purgatifs étaient donnés pendant plusieurs jours ; les purgatifs salins ont, dans tous les cas, été préférés à tous les autres purgatifs.

Voici les observations données à l'appui de cette pratique. Elles sont prises, dit Foucart, parmi les faits les plus saillants qu'il ait rencontrés, et dans lesquels l'efficacité de l'ipécacuanha ne fût pas contestable :

Basset, fort, sanguin, de constitution athlétique, est pris de suette, le 24 Mai, par une température très-élevée.

Il est soumis au traitement usité, avant l'arrivée de Foucart sur le théâtre de l'épidémie, c'est-à-dire étouffé sous de nombreuses couvertures, abreuvé de boissons chaudes, dans une chambre hermétiquement close, et contenu dans son lit par plusieurs personnes, etc. Tourmenté par la suffocation, on lui pratique, le 2me et le 3me jour, deux saignées du bras. Amélioration de quelques heures; mais, dans la nuit du 3me au 4me jour, augmentation effrayante de la suffocation. Il demande en vain qu'on cesse de le supplicier. Foucart le visite pour la première fois, à 2 heures du matin, et le trouve avec de l'incohérence dans les idées, le corps ruisselant de sueur, et dans une agitation extrême : découvrement, aération de la chambre; limonade *froide* par cuillerée à bouche; 1 gramme 1/2 d'ipécacuanha, suivi de quatre ou cinq vomissements.

6 heures du matin, plus de délire ni de suffocation; sueur moindre.

4me *jour*. — Journée assez bonne; cependant, malaise épigastrique assez intense. Ce jour et les deux jours suivants, vomissements qui nécèssitent l'usage de l'eau pure, froide, par cuillerée à café.

5me *jour*. — La nuit suivante, les accidents reparurent, mais moins intenses : nouveaux vomitifs.

Pendant la nuit du 5me au 6me jour, nouvel accès, mais moins grave.

« Enfin, remarquant une certaine périodicité des accidents, et, bien que je fusse loin de craindre, comme un confrère qui voyait tous les jours avec moi le malade, une fièvre intermittente pernicieuse, je me décidai à administrer le sulfate de quinine, à la dose d'un gramme par jour. Les accès ne reparurent plus. Pendant sept ou huit jours, le malade ressentit encore des douleurs épigastriques violentes. »

Nota. — Nous regrettons que rien n'ait été dit ici de l'état du pouls, ni de celui de la langue, ni de l'éruption. Malgré cette lacune, cette observation est pleine d'intérêt. Que voyons-nous, en effet, dans ce cas? Un malade qui a de la peine à résister à un étouffement méthodique : on le saigne deux fois pour le calmer. Les accidents nerveux redoublent, sous le coup de la saignée et de l'éruption sans doute, dans la nuit du 3me au 4me jour : vomitif. Ces troubles nerveux se calment dans le jour, pour revenir atténués, la nuit suivante du 4me au 5me jour, sans doute avec une nouvelle poussée : encore un vomitif. Ils reviennent de nouveau dans la nuit du 5me au 6me jour, toujours moins intenses : cette fois, sulfate de quinine. Enfin guérison.

Nous sera-t-il permis de demander pourquoi le malade a vomi quelquefois, pendant trois jours, à dater du premier vomitif, au point de ne tolérer que de l'eau froide? Pourquoi aussi il a ressenti, pendant sept ou huit jours, des douleurs épigastriques assez violentes ?

A quoi faut-il attribuer la guérison de ce malade ? Nous répondrons, sans hésiter, à la bénignité de la maladie d'abord , à la résistance vitale du patient ensuite , et aussi au traitement hygiénique de Foucart.

Le docteur Krichten, après une journée de fatigue, est brusquement pris, le 6 Juin, de suette, avec suffocation dès le début : sangsues à l'épigastre; quelques heures après, délire. Le malade était soumis à la méthode échauffante habituelle.

Visité, à midi , par Foucart , il est trouvé sans délire , mais étouffant : découvrement, aération, eau froide, ipécacuanha. Quelques instants après, calme, retour de la gaîté et du bien-être.

Le soir, le malade avait repris la méthode échauffante; nouvelles souffrances : reprise des moyens rafraîchissants, purgatif salin. Nuit bonne.

2me *jour*. — Le lendemain 7, au matin, M. Krichten était en pleine convalescence et fumait sa pipe.

NOTA. — Est-ce là une observation de suette ? Nous le demandons aux plus indulgents. En tout cas , nous n'avons jamais vu de suette aussi bénigne.

Le docteur Mollien, de Chaulnes, malade depuis le 25 Mai, le lendemain de la mort de sa femme , s'était mis au lit dans les mêmes conditions que les autres habitants du pays, entassant couvertures les unes sur les autres , et s'était fait faire , depuis le matin du 2me jour jusqu'au 3me jour à 2 heures du matin , quatre saignées du bras.

3me *jour*. — Foucart est appelé , à 4 heures du matin , pour pratiquer une cinquième saignée, car la suffocation est intolérable. Foucart résiste, force le malade à diminuer le nombre de ses couvertures, et lui donne de l'ipécacuanha. Les

accidents de suffocation ne reparaissent plus, et une convalescence franche se déclare.

Nota. — Voici encore un malade guéri au commencement du 3me jour. Nous ne savons encore rien ,
dans ce cas-ci , ni du pouls, ni de la langue, ni de
l'éruption. Que pouvons-nous dire encore, sinon que, si
la suette a existé, elle a été de l'espèce la plus bénigne ?

Palmyre Letellier, 25 ans, robuste et de forte constitution,
est trouvée , par M. Missa, dans un état de suffocation extrêmement prononcée ; pouls misérable , constriction épigastrique et strangulation extrêmes. Sangsues, la veille, inutilement ; ipécacuanha.

Foucart voit la malade, le lendemain, dans un état plus satisfaisant. Des efforts inouïs de vomissements avaient eu lieu
sans aucune évacuation ; mais , à la suite de ces efforts, le
sentiment de suffocation avait presque disparu, et la nuit avait
été assez calme ; à 8 heures du matin, bien que moins forte,
la suffocation avait reparu : 2 grammes d'ipécacuanha, en une
seule fois ; secousses terribles et douloureuses, fort peu
d'évacuations. Le soir, à 5 heures, elle est presque tout-à-
fait bien : fort sinapisme sur la région sternale.

A partir de ce moment, la convalescence marcha rapidement ; cependant il y eut encore, les jours suivants, de
légers malaises épigastriques , de la constipation qui fut
combattue par deux bouteilles d'eau de Sedlitz.

Nota. — Toujours mêmes lacunes : rien du pouls,
rien de la langue , rien de l'éruption ; deux vomitifs sont

jugés nécessaires ; mais pourquoi un fort sinapisme sur
la région sternale, après le second vomitif dont les
effets sur l'estomac avaient été *terribles ?* C'est, appa-
remment, parce que la suffocation n'avait pas cédé.
Pourquoi aussi, les jours suivants, du malaise épigastrique ? Parce que, probablement encore, l'éruption ne
s'était pas terminée le premier jour, ou parce que
l'estomac se ressentait des secousses violentes qu'il avait
subies.

Ces quatre observations sont les seules que Foucart
donne, avec quelques détails, pour preuve des bons
effets des vomitifs. Assurément, si nous n'avions eu
que ces données pour juger la méthode évacuante, et si
Foucart ne nous avait fourni d'autres renseignements,
nous serions fort embarrassé.

Cette négligence ou plutôt cette indifférence de Foucart
par rapport à beaucoup de renseignements importants,
sur l'éruption, par exemple, ne s'explique que par la
conviction qu'il a de la vérité de sa cause qu'il croit
suffisamment démontrée ; il est pourtant impossible
que ceux qui l'étudient et le jugent, puissent le faire
sans regretter l'absence d'un plus grand nombre de
preuves.

Quoi qu'il en soit, si nous ne pouvons être de l'avis de Foucart, relativement à l'importance de l'embarras gastrique dans la suette et aux effets qu'il attribue aux évacuants, nous ne saurions, comme nous l'avons dit ailleurs, avoir assez de paroles approbatives pour les conditions hygiéniques dont il a entouré ses malades.

Les boissons rafraîchissantes, un air abondant et pur, du linge propre et sec, des couvertures proportionnées à la saison et aux habitudes du malade, sont des conditions au plus haut point salutaires.

Mais là n'est pas le seul mérite de Foucart, puisqu'il a affirmé constamment la nature essentiellement nerveuse des phénomènes graves, et qu'il a pu s'élever de la sorte, avec certitude, non-seulement contre des habitudes anti-hygiéniques et brutales, mais encore contre un traitement médical inutile, irrationnel et dangereux. Là est pour nous le secret de ses succès : c'est, en effet, par la foi en ces moyens, énergiquement mis en œuvre, qu'il est arrivé à faire que des suettes bénignes n'ont pas été transformées en suettes graves.

III

SULFATE DE QUININE

Avant d'étudier les effets du sulfate de quinine dans son application à la maladie qui nous occupe, nous éprouvons le besoin de fixer nos idées sur ce précieux médicament, dont on use et abuse peut-être tant aujourd'hui. Dans les considérations qui vont suivre, nous ne devons avoir en vue que les effets particuliers à ce sel ; car, de toutes les préparations de quinquina, c'est la seule qui ait été sérieusement employée et hautement préconisée dans la suette, et seulement encore à titre d'antipériodique ou même d'antipaludéen, comme nous le verrons bientôt. Nous pourrions donc, à la rigueur, nous borner à étudier le sulfate de quinine sous ce point de vue seulement ; mais on ne manquerait peut-être pas de nous dire que, s'il n'est pas indiqué comme antipériodique, s'il n'a pas agi comme tel, il pourrait bien avoir été utile comme hyposthénisant du cœur et du système nerveux. Ainsi, après nous être expliqué sur l'action physiologique et thérapeutique de ce médicament, nous pourrons, avec plus de fruit, puisque c'est, avant tout, une étude clinique que nous avons entreprise, contrôler, à l'aide des observations qu'il nous reste à examiner, les effets qu'il a produits dans la suette miliaire.

I. — Une des autorités les plus compétentes que nous puissions invoquer, à propos du sulfate de quinine, est certainement M. Briquet. Pour le savant médecin de la Charité, le sulfate de quinine agit directement, c'est-à-dire sans l'intermédiaire d'aucune manifestation vitale ou organique, par simple contact sur le cœur et sur le cerveau : sur le cœur, en ralentissant ses mouvements, en affaiblissant sa contractilité jusqu'à la syncope mortelle ; sur le cerveau, en attaquant la sensibilité spéciale, l'ouïe, la vue, etc. ; la sensibilité générale, la contractilité musculaire, l'intelligence, jusqu'à l'extinction complète de toutes les facultés cérébrales ; en un mot, le sulfate de quinine tue en anéantissant directement les fonctions du cœur et du système nerveux cérébro-spinal.

Indirectement, le sulfate de quinine, toujours à dose toxique, produit des congestions passives ; les troubles de la circulation, en effet, doivent provoquer des stases sanguines dans les vaisseaux capillaires et les gros troncs veineux.

La coagulabilité du sang, au lieu d'être diminuée, serait augmentée, contrairement à ce que l'on avait cru jusqu'ici, et si le sang, après la mort, est trouvé noir et fluide, c'est un résultat de l'asphyxie.

Voilà, d'après M. Briquet, ceux des effets physiologiques du sulfate de quinine qui peuvent nous intéresser ; mais ces données, les plus importantes, du reste, satisfont-elles entièrement l'esprit? En d'autres termes, l'action directe et locale de ce médicament sur le cœur et le cerveau suffit-elle, à elle seule, pour produire les effets généraux qu'elle détermine? et ne faut-il pas admettre la lésion simultanée des forces vitales, ou mieux celle de l'appareil nerveux par lequel elles se manifestent? Il est, en effet, difficile de croire qu'une fonction spéciale, en dehors de toute lésion matérielle des organes qui l'accomplissent, puisse être compromise sans que la source dont elle émane le soit aussi. Des lésions et des actions latentes seules, dans les conditions que nous venons d'indiquer, peuvent, sinon expliquer, du moins faire comprendre les disproportions de cause

à effet qui se présentent fréquemment dans les phénomènes si variés dont l'organisme vivant est le théâtre.

Le sulfate de quinine sera donc, pour nous, un
agent toxique frappant le cœur et le cerveau, en même
temps que les forces de la vie, et susceptible de provoquer une réaction conservatrice qui constitue la fièvre
quinique. Pour nous, cette réaction, toute salutaire
qu'elle puisse être dans certains états morbides, n'est
que le signal de détresse de la force vitale encore en
puissance de lutter contre l'agent destructeur. Cette
excitation, d'après M. Briquet, se produit toujours
pendant les premières heures de l'administration de ce
médicament même à haute dose; mais elle n'est pas
de longue durée, car la sédation domine bientôt la
résistance.

D'après ce que nous venons de voir, l'action tonique
du sulfate de quinine n'existerait pas; un poison, en
effet, quoi qu'on dise, ne peut jamais directement
ajouter à la résistance vitale, attendu qu'il a pour
mission de la détruire, et s'il concourt à un résultat
thérapeutique quelconque, ce n'est qu'en débarrassant
l'organisme d'un ennemi plus immédiatement redoutable
que lui-même.

Voilà comment nous comprenons l'action d'un poison médicamenteux sur l'organisme sain ou malade ; les effets indirects peuvent varier, selon telle ou telle circonstance physiologique ou pathologique, mais son action primitive directe ou dynamique doit toujours rester la même.

II. — Quelles sont maintenant les vertus thérapeutiques que l'on attribue au sulfate de quinine?

Pour les uns, il est *tonique névrosthénique*, c'est-à-dire qu'il imprime immédiatement à l'organisme de la résistance vitale, et y rétablit les synergies ; pour les autres, il est *stupéfiant sédatif, hyposthénisant* du système nerveux et du système circulatoire ; pour d'autres, enfin, il est, *avant tout, spécifique de l'impaludation*, en même temps *qu'hyposthénisant direct*, et *tonique indirect* ou *stimulant*, selon les doses.

Cette dernière manière de voir nous paraît bien plus propre à rendre compte des effets thérapeutiques du quinquina, et c'est elle qui nous servira de guide.

Justifions cette préférence.

L'action névrosthénique directe du sulfate de quinine, que MM. Trousseau et Pidoux défendent avec toute leur autorité, ne peut être soutenue, en présence des résultats physiologiques si précis fournis par M. Briquet. Ce qui a donné le change sur l'action primitivement antivitale du sulfate de quinine, c'est la stimulation inséparable de la première impression subie par l'organisme, à quelle dose qu'on administre le médicament ; stimulation beaucoup plus prolongée sans doute quand le précieux alcaloïde qui en fait la base n'était donné qu'à petites doses, dans l'écorce de quinquina administrée en nature. Comment, en effet, attribuer une valeur reconstituante directe à une substance qui, à la dose de 1 à 2 grammes, commence à paralyser l'action du cœur, de manière à lui faire perdre, au bout d'une demi-heure, de 8 à 10 pulsations par minute, et qui, à la dose de 2 à 3 décigrammes, produit des effets analogues déjà bien marqués sur les centres nerveux ? C'est, dans tous les cas, à cette prétendue action névrosthénique seule que l'on attribue tous les effets généraux du quinquina, surtout son action antipaludéenne ; employé contre les fièvres des marais, il n'aurait, en effet, d'autres résultats que de mettre les forces de la vie en puissance de résister au poison miasmatique, sans qu'il soit le moins du monde nécessaire d'admettre une action directe du médicament sur l'agent morbifique.

Donc, comme conséquence de cette théorie, toutes les fois que la vie sera menacée dans ses forces élémentaires, l'indication à l'emploi du sulfate de quinine sera formelle : or, c'est par la malignité que se traduit pathologiquement cette lésion de la résistance vitale ; c'est donc à l'étude de la malignité qu'il faut nous appliquer un instant. Cette étude est d'autant plus intéressante, qu'elle doit nous conduire à des conclusions diamétralement contraires à celles que nous venons d'exposer.

Nous l'avons dit ailleurs en définissant un des degrés de la suette, la malignité, d'après MM. Trousseau et Pidoux, est, comme l'ont compris, du reste, les anciens, « l'imminence insidieuse de l'extinction directe et prochaine de la vie, et pour que cette extinction soit directe, il faut que la force de résistance vitale de l'économie ait été primitivement atteinte dans l'appareil nerveux trisplanchnique qui la représente (1). »

Le Professeur Récamier, cité par ces auteurs, nous donne une idée parfaite des phénomènes sensibles de

(1) Trousseau et Pidoux, t. II, p. 405.

cet état qu'il appelle du nom d'ataxie. « Dans les fièvres ataxiques, dit-il, la résistance vitale est vive ou
paresseuse, mais essentiellement disposée à s'éteindre,
quelle que soit la forme sthénique ou asthénique des
phénomènes qui sont fortement ou faiblement dessinés,
et sans rapport exact entre eux ; sa marche est incohé-
rente ; les terminaisons sont difficiles, l'action des agents
morbifiques et thérapeutiques, soit en mal, soit en bien,
est sans proportion avec leur quantité apparente et
avec les phénomènes produits. — Dans les fièvres
biosiques ataxiques, l'action vitale opprimée (*déprimée*
pour M. Trousseau, *résoute* pour Barthez) ou exagérée manque de résistance, et tend à s'éteindre, soit
qu'elle produise les phénomènes du froid et de la chaleur, ou ceux d'une sécrétion poussée à l'excès. C'est
ce qu'on voit arriver dans les fièvres algides auxquelles
les malades succombent dans le troid et la sédation ;
dans les fièvres ardentes, dans lesquelles la chaleur
et la surstimulation donnent la mort, et les suettes qui
font périr par une déperdition excessive (1). »

Nous n'avons pu résister au désir de consigner ici

(1) Trousseau et Pidoux, t. II, p. 411.

cette citation; elle n'est certes pas un hors-d'œuvre, car elle est la substance de toutes nos idées pathologiques sur la suette, et se trouver sous l'égide d'un pareil chef est un bien précieux encouragement.

Voilà donc, pour les partisans de l'action tonique du sulfate de quinine, les conditions pathologiques qui nécessitent l'emploi de ce médicament; mais, pour M. Briquet et tous ceux qui ont adopté sa manière de voir, la vertu thérapeutique du sulfate de quinine se rattache toujours à la double action qu'il exerce sur les centres nerveux et sur le cœur; il est toujours et partout stupéfiant et sédatif, et pas autre chose. Ainsi, dans les accès de fièvre, par exemple, ce n'est point la cause qui est attaquée, ce sont ses effets. Ces effets, pour M. Briquet, sont l'accès proprement dit: or, un accès de fièvre n'étant autre chose, pour lui, que le résultat de la coordination synergique de certaines manifestations nerveuses, un acte d'ensemble de l'économie, une sorte de fonction pathologique, il suffit d'empêcher ce consensus nerveux, de rompre les liens de cet acte morbide pour prévenir le retour de la maladie.

Ces conclusions thérapeutiques nous paraissent peu

en harmonie avec les faits, car s'il suffisait d'une stupéfaction, d'une sédation, d'une hyposthénisation du système nerveux et circulatoire plus ou moins profondes, pour couper une fièvre intermittente, la thérapeutique serait très-riche assurément en moyens fort énergiques, et l'on n'aurait que l'embarras du choix ; mais qui oserait, en présence d'un accès pernicieux, par exemple, compter sur l'opium, la digitale, l'arsenic même, le chloroforme, le bain froid, la ventouse Junod?

Nous ne nions pas cependant que, dans certaines circonstances que nous n'avons pas à rechercher ici, ces divers agents puissent produire des effets analogues à ceux du sulfate de quinine ; mais ils n'auraient jamais la constance, nous dirons presque l'infaillibilité d'action du sulfate de quinine: Il faut donc accorder à ce dernier quelque chose de plus qu'aux premiers.

Sans chercher ce que devient, en général, un agent spécifique en contact avec l'organisme, sans nous demander comment il se fait qu'en attaquant des effets, on éloigne les causes, nous contesterons la vérité du point de départ de M. Briquet, qui est celui-ci :

Les effets intermittents de causes morbifiques très-variées et très-nombreuses, sont tous attaquables par le quinquina ; le quinquina ne pouvant annihiler directement toutes ces causes, ne saurait être leur spécifique ; il n'attaque donc que leur effet, l'intermittence.

Faisons remarquer, tout d'abord, que M. Briquet combat une spécificité reconnue par une spécificité non avouée et problématique. En effet, rien n'est moins bien démontré que la faculté antipériodique du quinquina, et rien n'est plus sûr que son action antipaludéenne. Ce sont de grossières analogies de type qui ont fait attribuer au quinquina une faculté antipériodique.

Cette propriété non-seulement n'est pas démontrée, mais elle est, croyons-nous, très-contestable.

Parce que le quinquina suspend, pour un temps ordinairement très-court, le retour de quelques névroses et celui des exacerbations dans quelques fièvres symptomatiques (insuffisance dont tout le monde convient), parce qu'il guérit des névralgies paroxytiques, alors même qu'elles ne paraissent pas de nature paludéenne, s'ensuit-il que ce médicament soit antipériodique avant tout? Ne peut-on pas, dans ce cas-là, retourner contre sa qualité antipériodique les arguments que l'on fait valoir contre sa propriété antipaludéenne , et cela avec beaucoup plus de raison? Ne peut-on , par conséquent, expliquer son action, dans ces cas particuliers, par sa vertu hyposthénisante , sédative , stupéfiante? Mais admettons, pour un instant, la puissance antipériodique du sulfate de quinine. Si cette puissance est capable de faire cesser l'intermittence , que nous appellerons à grand appareil, de l'accès de fièvre régulier et complet, à plus forte raison devra-t-elle suffire pour guérir l'intermittence qui sera souvent accidentelle et sans signification pathologique grave . Mais , chose étrange , c'est précisément le contraire qui se passe dans les faits : les intermittences de provenance paludéenne sont rapide-ment , facilement , définitivement conjurées par des doses relativement faibles de médicament; tandis que les intermittences de provenance étrangère ne sont attaquées qu'à la longue , difficilement , temporairement et à l'aide le plus souvent de très-hautes doses. Ceci vient donc à l'appui de notre manière de voir et confirme, non la qualité antipériodique, du quinquina, mais bien sa vertu antipaludéenne. Ce qui démontre encore, sans réplique, cette puissance spécifique, c'est qu'il n'est nullement nécessaire qu'une maladie marématique ,

quelle que soit sa forme, se présente sous le type intermittent pour que le sulfate de quinine la guérisse. Les
médecins qui exercent dans des contrées où ces affections
sont endémiques, par exemple, sur certains points de
nos possessions d'Afrique, savent parfaitement à quoi
s'en tenir sur cette importante propriété du quinquina.

Le sulfate de quinine est donc, pour nous : 1º spéci-
fiquement antipaludéen ; 2º stupéfiant, hyposténisant,
sédatif du système nerveux et du système circulatoire ;
3º stimulant passager et jamais tonique direct : stimulation signifiant déploiement de forces agissantes et
déperdition de forces radicales ; idée que nous avons
entendu un jour le Professeur-Agrégé Barre, aujourd'hui
l'Abbé Barre, présenter très-énergiquement à propos
de la stimulation produite par les épispastiques. « Les
vésicatoires, disait-il, sont des coups de fouet appliqués
à une *rosse* dont le ventre sonne creux, à laquelle on a
la prétention de donner de l'énergie. »

Ce que nous venons de dire de l'insuffisance des
vertus du quinquina comme tonique, est si vrai, que
ses partisans ne manquent jamais de l'associer à l'alimentation et aux alcooliques, autres poisons stimulants
aussi peu assimilables que lui, et que l'on a pris aussi,

pendant long-temps, pour des toniques (1), mais qui n'agissent qu'en secondant la digestion et l'assimilation des substances alimentaires, les seuls vrais toniques, parce que seules elles peuvent soutenir et refaire les forces de la vie.

Maintenant, avant d'entreprendre l'analyse des travaux de M. Parrot et Alquié, sur le traitement de la suette par la médication que nous venons d'étudier, mettons rapidement en parallèle la maladie et le remède.

Comme nous en avons déjà parlé, d'après les idées de Claude Bernard sur le rôle du système nerveux ganglionnaire, idées qui prévalent aujourd'hui, les grandes perturbations de la calorification et des sécrétions seraient sous la dépendance de cette partie du système nerveux. Or, comme nous l'avons vu tout à l'heure, le système nerveux ganglionnaire est le représentant des forces élémentaires de la vie; c'est donc à sa lésion primordiale qu'il faut rapporter celle des forces qu'il représente; mais la suette, comme la fièvre intermittente, comme le choléra, est un échantillon remarquable des grandes perturbations de la calorification et des

(1) Dictionnaire encyclopédique des sciences médicales; art. *alcool*, t. II.

sécrétions. Elle est donc, d'après la manière de voir des Barthez, des Récamier, de M. Trousseau, etc., une maladie essentiellement maligne et, partant, profondément asthénique. Elle réclamerait donc l'emploi du quinquina, si le quinquina était réellement reconstituant des forces vitales. Mais les expériences de M. Briquet sont venues renverser cette croyance. A quel titre donc a-t-on préconisé le sulfate de quinine dans la maladie qui nous occupe? Est-ce comme antipaludéen et antipériodique à la fois? Oui, sans doute; car la maladie présente des exacerbations manifestes, souvent insidieuses et mortelles, et réputées de nature paludéenne. Mais nous avons démontré comme probable que ces paroxysmes, loin d'être liés à l'intoxication palustre, devaient se rattacher au mode habituel de production des phénomènes nerveux et à la marche propre de la maladie; le sulfate de quinine ne saurait donc s'attaquer efficacement à ces phénomènes. Et pourtant il a été proclamé héroïque! Aurait-il agi comme stupéfiant, comme sédatif, car des signes de surexcitation violente se produisent dans les cas sérieux, et semblent l'indiquer encore? Mais nous avons dit que ces désordres nerveux provenaient d'une intoxication spéciale; il faudrait donc que le sulfate de quinine pût agir sur leur cause pour les annihiler ; dans le cas contraire, il ne peut agir qu'indirectement et non sans danger, puisque la sédation, l'hyposthénisation ne peuvent se faire que sous l'influence de doses élevées, et que la vie est déjà profondément atteinte dans sa résistance. Que si, dans ce cas de grandes perturbations pathologiques, l'action toxique du médicament ne se traduit pas toujours par des phénomènes immédiatement appréciables, c'est que cette action se trouve masquée, dominée, déviée par la maladie ; mais elle ne s'en exerce pas moins ; elle devient alors latente, et c'est à la méconnaissance de cette action latente qu'est dû le funeste entraînement de certaines méthodes thérapeutiques qui autorisent des doses extravagantes de médicament, sous prétexte qu'elles ne nuisent point. On oublie trop, dans ces cas-là, qu'il n'y a pas que des effets sensibles et des lésions appréciables dans un organisme vivant.

C'est cette idée que MM. Trousseau et Pidoux sanctionnent assurément, quand ils disent que l'action hyposthénisante du sulfate de quinine n'est ni *nécessaire* ni même *désirable* pour la guérison d'un accès de fièvre.

Il suffit, disent-ils, pour obtenir des résultats thérapeutiques satisfaisants de son action latente s'exerçant sur
des facultés latentes elles-mêmes, c'est-à-dire sur le
sens vital, lequel n'a nullement besoin de phénomènes
sensibles pour traduire sa puissance. En effet, le sens
vital n'est-il pas en action dans le germe, sans se
manifester autrement que par le maintien de la vie (1) ?

Que dirons-nous maintenant du sulfate de quinine
donné comme stimulant et, par suite, à très-petite
dose? Cette action n'est-elle pas entièrement illusoire ?
Dans tous les cas, elle doit être insuffisante.

Nous ferons remarquer ici que, si nous n'avons pas
parlé de l'action du sulfate de quinine sur le tube digestif
sain ou malade, c'est pour ne pas être accusé de parti
pris et de dénigrement systématique : donner, en effet,
à cette action une importance trop grande, surtout quand
la muqueuse est saine, c'est assurément une exagération ; mais nier que le sulfate de quinine puisse développer de ce côté des accidents parfois très-incommodes
et capables de faire suspendre son usage, c'est ne pas
rendre hommage à la vérité.

(1) Trousseau et Pidoux, t. II, p. 440.

Nous n'avons rien dit non plus de l'espèce d'appel métastatique sur l'encéphale dont on accuse le sulfate de quinine, spécialement à propos du rhumatisme, parce que du même moment que ces accidents peuvent se produire en dehors de son action, il est évident qu'on ne peut, avec quelque certitude, l'en rendre responsable, quand ils surviennent pendant son emploi.

Quoi qu'il en soit, nous voilà forcément amené *à priori*, d'après l'action physiologique du sulfate de quinine et la nature de la suette, à nier, d'une manière absolue, l'utilité du sulfate de quinine dans le traitement de cette. maladie.

Laissons maintenant aux faits le soin de nous condamner ou de nous absoudre.

Le sulfate de quinine et l'épidémie de la Dordogne d'après M. Parrot.

Si nous avons choisi, comme on l'a vu déjà, le travail de M. Parrot pour premier objet de notre étude clinique à propos du sulfate de quinine, c'est que, bien avant la publication du travail du Professeur Alquié, M. Parrot avait été le promoteur le plus zélé et le

défenseur le plus ardent de cette méthode thérapeutique ;
ce n'est pas qu'après lui , comme avant lui (1), d'autres
écrits n'eussent été publiés dans le même sens ; mais ,
comme nous l'avons tant de fois répété , ne poursuivant
qu'un but thérapeutique , nous ne devons avoir en vue
que des méthodes et non des écrits particuliers confir-
matifs ou contradictoires.

M. Parrot, profondément convaincu de la vérité de
sa doctrine , l'expose avec une remarquable netteté
dans ses considérations préliminaires. Dans ces considérations , consacrées tout entières à combattre la théorie
de la gastro-entérite appliquée à la suette , M. Parrot
nous paraît admettre : 1° *que la nature de cette maladie
n'est ni gastrique ni inflammatoire ;* 2° que *si la suette
n'est pas une fièvre pernicieuse ,* parce que l'état insidieux
et rémittent appartient essentiellement à cette maladie ,
elle est tout au moins devenue telle , parce que des accès
de cette nature sont venus s'ajouter à la maladie principale (2).

Voilà la pathologie de M. Parrot. Il ne faudrait pas
croire , cependant , qu'il l'appliquât exclusivement à

(1) Gintrac. Cours de pathologie , etc. , t. IV, p. 632.
(2) Parrot, p. 16.

l'épidémie périgourdine , car il pense, sans l'affirmer
toutefois , que toutes les suettes qui ont régné en Europe,
depuis la suette anglaise (1) jusqu'à celle de Périgueux ,
ont toutes été des fièvres pernicieuses et rémittentes (2).
Il n'hésite plus , cependant , quand il s'agit de l'épidémie
de Seine-et-Oise : « Les observations de M. Rayer ,
dit-il , démontrent pour nous , presque jusqu'à l'évidence
géométrique, qu'il a rencontré le génie pernicieux , mais
qu'il ne l'a pas reconnu ; qu'il l'a aperçu, et qu'il ne l'a
pas constaté ; qu'il l'a raconté, mais qu'il ne l'a pas
affirmé (3). »

Là ne se borne pas la logique de M. Parrot, et ,
visant plus haut , il pense : « Qu'il n'est ni déraison-
nable, ni trop prétentieux de croire que l'épidémie de
Périgueux doit inévitablement éveiller et résoudre peut-
être des questions de thérapeutique générale. »

Quelles sont ces questions de thérapeutique, ou plutôt
sur quels fondements pathologiques reposent-elles ?

Les voici : « Il faudra, dit notre aventureux épidé-

(1) Si nous complétons un jour notre travail actuel, nous
démontrerons que la suette anglaise est une autre maladie
que la suette miliaire.
(2) Parrot, p. 11.
(3) Parrot, p. 13.

miographe, se demander si ces morts imprévues qui, long-temps avant la venue du fléau , vinrent frapper les uns au milieu d'une rougeole bénigne, d'autres pendant la marche régulière et paisible d'une scarlatine ; il faudra , dis-je , se demander si ce sombre prélude était complétement étranger ou non aux sauvages et mystérieux guet-apens du génie pernicieux. Qui sait encore si , dans bien des fièvres graves, si , dans la fièvre typhoïde , par exemple , le secret du danger n'est pas caché dans la ténébreuse complication du génie pernicieux (1) ? »

On le voit, le *crescendo* pathologique de M. Parrot n'a plus de bornes, et le sulfate de quinine doit être proclamé le maître du monde thérapeutique.

En résumé, M. Parrot regarde le génie pernicieux et rémittent comme appartenant essentiellement à la suette miliaire.

Des idées de M. Parrot, il faut conclure : 1° à l'identité de toutes les épidémies de suette ; 2° l'intervention d'une cause , d'une complication étrangère qui vient donner à la maladie une gravité qu'elle n'a

(1) Parrot, p. 16.

pas par elle-même ; 3° à la nécessité du sulfate de quinine à haute dose, puisque cette complication ne peut être qu'une fièvre rémittente pernicieuse.

Si nous nous arrêtons un instant sur ces trois propositions, nous constaterons que la première est admise par nous sans réserve, mais que nous en tirons des conséquences différentes ; que la seconde a été déjà combattue à la question des complications, et que, du reste, comme la troisième qui vient d'être traitée, elle attend sa solution définitive de l'analyse clinique.

Mais ce qui nous sépare de M. Parrot et nous a séparé de Foucart d'une manière complète, c'est la nécessité de l'intervention d'une cause étrangère à la maladie, pour qu'elle puisse prendre un caractère grave; condition contre laquelle nous protestons encore, et que M. Rayer lui-même, tout attaché qu'il paraît être à la doctrine dominante au temps où il écrivait, était bien loin d'admettre comme nécessaire.

M. Parrot accepte, comme tout le monde, une suette bénigne et une suette grave, mais en théorie seulement, car, dans la pratique, on est souvent, dit-il, trompé par les apparences.

Obéissant à la méthode que nous avions adoptée,

nous ferons précéder l'analyse des observations de
M. Parrot de tout ce qui peut l'éclairer.

Voici donc ce que nous avons cru nécessaire de
remarquer dans la revue qu'il fait, à propos de la
suette grave, des troubles fonctionnels appartenant à
la vie organique, aux organes de la réproduction et à la
vie de relation.

Nous négligerons, on le comprend, dans ce sommaire
symptomatologique, ce qui ne se rattache pas directement à la théorie de M. Parrot.

Sont donc signalés, dans la suette grave, les symptômes suivants :

Sueurs très-abondantes ;

Température très-élevée de la peau, pouvant quelquefois donner la sensation de brûlure à l'observateur,
remarquable pendant les accès, et surtout les accès de
suettes graves ;

Éruption du 3me au 4me jour ;

Souvent il fut aisé de saisir, entre la quantité de
boutons et l'abondance des sueurs, un véritable rapport;

Le plus ordinairement, éruption se faisant d'un seul
coup, mais, dans quelques cas, apparaissant en plusieurs temps et se faisant en deux ou trois reprises;

Chez beaucoup, douleur vive à l'épigastre, probablement de nature nerveuse ;

Battement de cœur et anxiété précordiale, apparaissant presque toujours en même temps que la sueur ; sensation de poids très-lourd sur la poitrine ; violents étouffements ;

Pouls dur, vibrant, développé et plus ou moins fréquent, suivant qu'on l'examinait pendant l'accès ou pendant l'apyrexie ;

Sang tiré de la veine, rose clair, d'une grande mollesse ; caillot une seule fois recouvert de couenne, celle-ci manquant toujours, même dans les cas à physionomie inflammatoire ;

Nombre de femmes ayant leurs menstrues pendant l'épidémie, vraiment prodigieux ;

Picotements douloureux se produisant à la peau avant l'éruption ; cette sensation paraissant, pour beaucoup de malades, se réfléchir à l'intérieur et causer un sentiment de chaleur interne très-pénible ; la violence de ces symptômes produisant, à son tour, les impatiences et les agitations vives qui précédaient et accompagnaient l'apparition des boutons ;

Céphalalgie, signalée comme un des symptômes les

plus tenaces et des derniers à disparaître , poursuivant les malades jusque dans la convalescence, et quelquefois ne les abandonnant pas même après leur rétablissement ;

Dans les accès graves , troubles de l'intelligence , délire bruyant , furieux , s'accompagnant d'une agitation incessante ; chez quelques-uns , délire tranquille ;

Quelquefois , quelques heures avant la mort , véritable et complète cécité ;

Très-souvent , des tintements d'oreille et quelquefois (à Périgueux) une surdité si complète, qu'on ne pouvait se faire comprendre qu'à l'aide de l'écriture ou de signes ;

La fièvre n'était rémittente que pendant la première période , c'est-à-dire jusqu'au 3me et 4me jour. Une fois l'éruption manifestée, il n'y avait plus d'accès ;

Le 6me jour , la desquamation commençait , et , le lendemain , arrivait la convalescence ;

La convalescence , même dans les suettes bénignes , était fort longue, marquée par de la faiblesse, de l'inappétence, de l'insomnie, de la céphalalgie, de l'amaigrissement et une pâleur remarquable.

Nous croyons , dans ce court et succinct résumé , n'avoir rien omis qui pût faire ressortir l'idée dominante de M. Parrot. Seulement, il nous sera permis de recomposer l'accès pernicieux dont les symptômes que nous venons d'énumérer sont les matériaux épars :

Sueurs très-abondantes ; chaleur excessive à la peau ; rapport manifeste entre l'abondance des sueurs et celle de l'éruption ; celle-ci se fait souvent tout à coup, mais quelquefois en deux ou trois reprises ; battement de cœur et anxiété précordiale débutant avec les sueurs ; souvent, douleur épigastrique vive, oppression très-grande, violents étouffements, pouls dur, vibrant, développé, plus fréquent pendant l'accès que pendant l'apyrexie ; picotements douloureux aux approches de l'éruption, sensation très-pénible de chaleur interne, agitation vive, *céphalalgie constante, se prolongeant jusqu'à la convalescence et bien au-delà ;* quand la mort survient, délire le plus souvent furieux, et fréquemment *surdité et cécité complètes.*

Voilà donc, d'après M. Parrot, les seuls symptômes qu'il soit possible de rapporter à l'accès pernicieux, puisqu'ils constituent la suette grave, et que la suette grave est, pour lui, une fièvre *rémittente pernicieuse ou devenue telle par l'adjonction d'un accès de cette nature.*

Dans la première hypothèse, nous n'aurions rien à

dire, sinon qu'aucun nosologiste n'a confondu une fièvre éruptive avec une fièvre rémittente ; dans tous les cas, nous devrions nous borner à exiger la constatation du succès du sulfate de quinine dans l'immense majorité des *cas graves*. Mais, dans l'hypothèse de la complication, nous sommes en droit de réclamer, entre autres conditions que nous avons exposées ailleurs, au moins plus de variété dans le siége, le mode d'apparition et le groupement des symptômes dits pernicieux. Cette variété constitue un des caractères essentiels de l'accès malin proprement dit, car il est susceptible de se produire peut-être sous le masque de toutes les maladies connues ; mais alors il le fait avec le concours obligé du type, sans cela il serait entièrement méconnaissable.

Nous reviendrons sur cette idée pour la compléter, à propos de l'épidémie de 1851, dans laquelle le Professeur Alquié semble avoir trouvé tout au moins la variété de forme. Jusqu'ici, dans tous les cas, on ne saurait trouver, au milieu de toutes les observations relatées de suette grave ne compliquant pas manifestement une autre maladie, un seul cas où la mort n'ait été la conséquence pure et simple de l'exagération des phénomènes caractéristiques de la miliaire. M. Parrot, du reste, dit hautement qu'une différence seule, l'énergie des symptômes, sépare la suette grave de la suette bénigne.

Dans le résumé symptomatologique que nous venons de faire, tout le monde sera frappé comme nous, d'abord de l'exagération, à la fin de la maladie, d'un symptôme noté seulement au début, ensuite de l'apparition de deux symptômes nouveaux : nous voulons parler, on le comprend, de la céphalalgie, sur la durée de laquelle M. Parrot insiste tant, de la surdité et de la cécité, si fréquemment observées dans l'épidémie de la Dordogne. D'où viennent ces symptômes insolites ? si insolites, que le premier, la céphalalgie, cesse le plus souvent de très-bonne heure, particularité qui n'a pas échappé aux sagaces observateurs de l'épidémie de Coulommiers; car, après avoir constaté que la céphalalgie est violente dans la période d'invasion, ils ajoutent : « Nous l'avons rarement observée dans le cours de la maladie, et, dans des cas nombreux, elle a manqué complètement (1). » D'où viennent, disons-nous, ces symptômes sur lesquels

(1) Barthez, Guénaud de Mussy et Landouzy, p. 29.

tous les auteurs se taisent ? Ils sont certainement étrangers à la maladie, surtout si l'on veut bien prendre garde qu'ils ne se produisent qu'à la suite d'un remède qui les développe physiologiquement.

Ainsi, nous pouvons déduire déjà des données fournies par M. Parrot lui-même, que le sulfate de quinine pourrait bien avoir des inconvénients. Que sera-ce si nous démontrons qu'ils sont loin d'être compensés par des avantages curatifs manifestes ?

Le traitement de M. Parrot consiste dans l'administration du sulfate de quinine, dès le début de la maladie et dans tous les cas.

La première administration modérait, diminuait, retardait les accès, mais ne les dominait, ni ne les renversait; donné largement quelquefois, mais très-rarement, il faisait comme avorter la maladie au 4me, au 5me jour (1).

Mettons en présence de cette affirmation l'affirmation suivante non moins claire et non moins précise : « Le 3me ou le 4me jour, les picotements annonçaient, pour le lendemain, l'éruption qui se développait jusqu'au 6me.

(1) Parrot, p. 205.

L'éruption une fois manifestée, la fièvre cessait d'être rémittente; il n'y avait plus d'accès. Le 6me jour , la desquamation arrivait. Il n'y avait plus ni frisson, ni fièvre. Le lendemain, la convalescence commençait (1). »
Qui peut s'empêcher de remarquer qu'un médicament a peu de vertu dans une maladie, quand il ne peut que modérer des symptômes graves, *supposés étrangers*, ou du moins *surajoutés* à cette maladie, symptômes qu'il ne fait disparaître enfin, et très-rarement encore , que la veille ou l'avant-veille du jour où cesse la fièvre, c'est-à-dire quand la maladie elle-même disparaît ?

Mais poursuivons l'énumération des moyens de traitement employés par M. Parrot : « Par le quinquina, dit-il , nous agissions sur les accès, d'une façon préventive ; mais les accès une fois déclarés, nous avions recours, pour les combattre répressivement, à plusieurs moyens. »

Le nitrate de potasse était le plus souvent employé comme ayant peut-être l'avantage , sur les émissions sanguines : « de renverser le pouls sans soustraire du sang à l'organisme. » Lorsque, malgré ce moyen, le

(1) Parrot, p. 143.

pouls restait dur et vibrant, que le sujet était jeune et robuste, et qu'une congestion cérébrale était à craindre, on ouvrait largement la veine.

Les émissions sanguines locales étaient préférées chez les sujets délicats et dont le pouls était serré et dépressible. Elles étaient faites, selon la prédominance des symptômes, à l'épigastre, aux jugulaires ou sur le cœur.

Lorsque la tête semblait vouloir se prendre ou que le délire existait déjà, outre les saignées générales et locales, on employait la moutarde et les vésicatoires aux jambes. « Mais, dans ces extrémités, il était bien rare que la maladie ne se terminât pas par la mort. »

On le voit, d'après ce déploiement de moyens thérapeutiques et les paroles très-nettes de M. Parrot, si le sulfate de quinine a été impuissant à prévenir des accès, quand il était pour ainsi dire administré dès la première heure, combien plus fréquemment a-t-il dû l'être pour prévenir des terminaisons funestes? En effet, tous les moyens auxiliaires employés par M. Parrot sont des restrictions implicites apportées à l'influence de la médication principale, *médication réputée spécifique.*

OBSERVATION Iʳᵉ. — *Suette bénigne.*

Fille de 22 ans. 13 Août. Sueurs abondantes, étroitesse
du pouls qui donne 89 pulsations, légères douleurs épigastriques, céphalalgie, quelques battements de cœur, grande
faiblesse : nitrate de potasse 4 grammes pour 500 d'eau,
diète absolue.

Le soir, mieux; pouls à 79 : tisane nitrée 2 grammes,
sulfate de quinine.

2ᵐᵉ *jour*. — Nuit assez bonne jusqu'à 2 heures. Retour, à
cette heure, de la céphalalgie et des battements du cœur;
pouls à 87 : tisane nitrée, potion à l'eau de mélisse, de
menthe, de laurier-cerise, de fleur d'oranger, de sirop
d'éther et de sirop d'orgeat, par cuillerée de quart d'heure
en quart d'heure.

A midi, même état.

A 9 heures du soir, pouls à 75 : 2 grammes de sulfate de
quinine en trois quarts d'heure.

3ᵐᵉ *jour*. — Il y a eu de l'agitation de 3 à 5 heures du
matin : 1 gramme de sulfate de quinine. Picotements à
9 heures du soir, agitation.

4ᵐᵉ *jour*. — Elle raconte qu'elle a été agitée toute la nuit.
Elle est à peu près sans fièvre. L'éruption se fait.

5ᵐᵉ *jour*. — Plus de fièvre : eau de Sedlitz.

NOTA. — La lecture attentive de cette observation
démontre que le sulfate de quinine a été donné sans
motif, qu'il n'a ni calmé l'irritation générale, ni empêché
les exacerbations nocturnes, exacerbations que l'on cesse
de mettre sur le compte de la fièvre rémittente dès que

commence à poindre l'éruption. En résumé, tout ne cesse qu'au 5me jour, avec la maladie.

OBSERVATION II. — *Cas rare de type continu.*

Jeune homme de 17 ans. 5 Juillet. Sueurs abondantes, céphalalgie, pouls à 90, quelques battements de cœur : tisane nitrée.

10 heures du soir. — Même état. De crainte d'une exacerbation, 1 gramme sulfate de quinine à prendre à 2 heures après minuit.

2me *jour.* — Même état. A midi, un peu d'agitation, pouls à 89 : 1 gramme sulfate de quinine à prendre vers minuit.

3me *jour.* — Même état. L'éruption commence : même prescription.

4me *jour.* — Éruption plus développée, pouls à 85.

6me *jour.* — Convalescence.

OBSERVATION III. — *Cas foudroyant.*

Cette observation est donnée comme un cas de suette bénigne, rapidement transformée en suette grave.

La mort a suivi de trop près la visite du médecin et ses prescriptions, pour que nous ayons à nous arrêter sur ce cas-là.

OBSERVATION IV. — *Cas moins grave que le précédent,*
mais du même ordre.

Homme de 32 ans. 15 Septembre. Dans la nuit, sueurs abondantes, céphalalgie, mal aux reins, quelques battements de cœur, pas de chaleur à la peau, légères douleurs à l'épigastre, pouls à 89. Grande frayeur.

Le soir, rémission, 80 pulsations : 1 gramme de sulfate de quinine en deux fois.

2me *jour*. — Nuit assez bonne ; mais, à 5 heures du matin, retour de la fièvre. Sueur toujours abondante, peau un peu brûlante, pouls à 83, rémission le soir : sulfate de quinine. Picotements et agitation qui précédaient l'éruption ; idées de mort prochaine : potion éthérée.

3me *jour*. — 5 heures du matin, un peu plus de fièvre. L'éruption avait paru, elle était confluente. Les sueurs continuent, l'effroi redouble. Figure colorée, yeux rouges, loquacité inaccoutumée : 20 sangsues aux jugulaires et sinapismes. Deux heures après, mort.

NOTA. — Nous ne partageons pas l'opinion de M. Parrot sur la bénignité de ce cas. Pour nous, dès le moment qu'on constate que l'éruption commence à paraître à la fin du 2me jour, et qu'elle est confluente au commencement du 3me, la gravité est certaine et le péril est grand. Dans tous les cas, le malade aurait été emporté par un accès, trente-six heures avant lequel on avait commencé l'administration de 2 grammes de sulfate de quinine ; le dernier gramme ayant été pris dix heures au moins avant cet accès, il aurait pu au moins être atténué. Tel n'est pas l'avis de M. Parrot, qui croit qu'il aurait fallu une dose double ou triple de médicament.

OBSERVATION V. — *Suettes graves.*

Femme de 30 ans. 2 Juillet. Le soir, à 6 heures, céphalalgie violente, vive douleur épigastrique, pénibles étouffements, violents battements de cœur, pouls dur, vibrant à 115 ; peau brûlante, inondée de sueur : sinapismes, tilleul, oranger.

1er *jour.* — Le lendemain matin, 5 heures, mieux très-marqué, plus d'étouffements ni de douleurs épigastriques, pouls à 89 : 1 gramme 50 centigrammes de sulfate de quinine en trois quarts d'heure.

Soir à 9 heures. — La malade est plus mal ; l'étouffement, la douleur épigastrique, les battements de cœur sont revenus ; pouls à 105 : tilleul, moutarde.

2me *jour.* — 6 heures du matin, nuit mauvaise, mais moins mauvaise que la première. 86 pulsations dans le pouls ; la sueur continue : 2 grammes de sulfate de quinine ; le calme continue pendant le jour et la nuit, jusqu'à 5 heures du matin.

3me *jour.* — Vers 5 heures, elle sent la fièvre revenir ; picotements violents, pouls à 95 : chiendent avec 6 grammes de nitrate de potasse, potion éthérée. La journée et une partie de la nuit se passent dans une grande agitation ; picotements intolérables, étouffements revenus, impatience extrême.

4me *jour.* — Au matin, le calme a reparu, à peine de la fièvre, sueur, nuée de petits boutons rouges sur la poitrine et le cou.

5me *jour.* — L'éruption passe à suppuration.

6me *jour.* — Plus de fièvre : eau de Sedlitz, bouillons ; la malade entre en convalescence.

NOTA. — Dans ce cas-ci, qu'a produit le sulfate de quinine à la dose de 1 gramme 50 centigrammes après la rémission du premier jour? Rien, puisque le pouls est remonté de 89 pulsations à 105, que la malade a été plus mal, et que les phénomènes nerveux sont devenus aussi intenses. — Et après la rémission du 2me jour, quand il est donné à la dose de 2 grammes, le pouls battant 86? — Rien encore, puisque la fièvre est revenue le matin du 3me jour, et que le pouls est remonté à 95. Tout au plus peut-on admettre qu'il a fait baisser le pouls en trois jours de 10 à 12 pulsations, mais il n'a pas agi certainement comme antipériodique, et encore moins comme stupéfiant, puisque toute la 3me journée et une grande partie de la nuit sont marquées par une grande agitation, des impatiences extrêmes, des étouffements et des picotements intolérables. — Comment tout cela cesse-t-il? — Par l'apparition de l'éruption dans la nuit du 3me au 4me jour. N'aurons-nous pas raison de répéter encore ici que le sulfate de quinine est impuissant à calmer des accidents nerveux que la fin de la maladie seule dissipe?

OBSERVATION VI.

Homme de 35 ans. Nuit du 21 Août : céphalalgie, coliques, battements de cœur, sueur.

1er *jour, au matin.* — Faiblesse extrême, face animée,

yeux rouges, pouls large, dur, vibrant à 112 ; soif violente , envie de vomir, sueurs très-abondantes: 4 grammes nitrate de potasse, 20 sangsues aux jugulaires.

Le soir, à 6 heures. — Diminution considérable de tous les symptômes, pouls à 90 : 2 grammes de sulfate de quinine en trois quarts d'heure.

2me *jour, au matin.* — Le malade est retrouvé avec un accès plus violent que la veille ; outre la coloration du visage et l'injection des yeux, surdité telle , qu'on ne peut se faire comprendre que par signes ; pouls à 115, peau inondée de sueur et donnant une sensation de chaleur cuisante, étouffements et battements de cœur plus violents que jamais : 20 sangsues aux jugulaires, sinapismes.

Dans la journée. — Vomissements et délire.

A 8 heures. — Diminution des symptômes, pouls à 93 : 3 grammes de sulfate de quinine ; nuit très-bonne, quelques moments de sommeil assez calme.

3me *jour.* — Le mieux se soutient. A 9 heures, pouls à 91 ; mais, vers midi, accès qui le fait remonter à 103, et fait revenir l'anxiété précordiale, les envies de vomir, la surdité ; rêvasseries et loquacité insolite.

A 5 heures. — L'accès était passé et le pouls revenu à 93 : encore 2 grammes de sulfate de quinine ; mais , vers minuit, picotements avec agitation, état nerveux et impatiences tels , que le médecin est appelé. Le pouls est à 91 : 2 grammes encore de sulfate de quinine et potion éthérée.

4me *jour.* — Même état que la veille au soir, mais le corps est couvert d'une foule de vésicules. Nuit encore *un peu* agitée.

5me *jour.* — Un peu de mieux : lavement avec le miel mercuriel.

6me *jour.* — L'amélioration se soutient, encore un peu de fièvre : eau de Sedlitz.

7me *jour*. — Chaleur à la peau naturelle, encore de la fréquence dans le pouls.

8me *jour*. — Bouillons; la convalescence commence.

NOTA. — Voilà un malade qui, comme on le voit souvent, croyons-nous, dans beaucoup d'affections aiguës, présente une certaine rémission dans les symptômes, après la première impression subie par l'organisme quand il est brusquement attaqué ; cette rémission est considérée comme la cessation de l'accès initial : 2 grammes de sulfate de quinine sont administrés, le soir, en trois quarts d'heure, après une application, dans la matinée, de 20 sangsues aux jugulaires. — Après cette précaution, l'accès du lendemain aurait dû, sinon manquer, du moins être diminué, d'autant plus que l'absorption du médicament pouvait être favorisée par l'émission sanguine ; mais qu'arrive-t-il ? C'est que, le 2me jour, un accès plus violent que celui de la veille se déclare, et, chose essentielle à noter, ni le cœur, ni le pouls n'accusent l'action du sulfate de quinine, puisque le cœur bat 115 pulsations, comme au matin du 1er jour, puisque les battements du cœur, l'étouffement, la chaleur cuisante à la peau sont plus violents que jamais ; l'ouïe seule trahit l'action du remède, et témoigne d'une intoxication profonde , puisqu'elle est complétement abolie.

Pourtant on prescrit 20 nouvelles sangsues aux jugulaires qui favorisent encore l'intoxication : en effet , la journée est marquée par des vomissements et du délire. — Vers le soir, les accidents se calment, et le pouls descend à 95. — Cette fois , 3 grammes de sulfate de quinine sont de nouveau administrés , et le malade dort, cette nuit , pendant quelques moments , d'un sommeil assez calme. Nous n'avons pas le droit de suspecter ce sommeil , et la nuit doit être considérée comme bonne ; le pouls , au matin , ne bat plus que 91 ; mais il n'a perdu depuis la veille , sous le coup de 3 grammes de sulfate de quinine, que 2 pulsations. Faut-il admettre la saturation quinique ou la non absorption du médicament? — Ni l'un , ni l'autre ; ses effets sont seulement retardés ; car, vers midi, arrive un *nouvel accès* qui fait remonter le pouls à 105 , revenir l'anxiété précordiale, les envies de vomir, la surdité , de la rêvasserie et une loquacité en dehors du caractère du malade : voilà donc un accès caractérisé par des symptômes d'intoxication quinique incontestable.—L'action du médicament sur les centres nerveux est assurément bien établie ; parviendrat-elle cette fois à calmer les accidents qui vont venir, car l'éruption approche? Nous sommes à la fin du 3me jour. A 5 heures du soir, les accidents paraissent se calmer, et le pouls donne 93 pulsations. 2 nouveaux grammes de sulfate de quinine sont donnés, ce qui élève la dose, en 54 heures, à 7 grammes. La stupéfaction et la sédation circulatoire ne peuvent manquer. Déception nouvelle! Vers minuit surviennent les picotements annonçant l'éruption, et, avec eux, une agitation, un état nerveux, une impatience tels, que les parents inquiets mandent le médecin; celui-ci trouve le pouls à 91 pulsations, 2 pulsations en moins que la veille au soir, après 2 grammes de quinine! Il rassure le malade, et prescrit encore 2 grammes de remède, ce qui élève la dose totale, en 60 heures, à 9 grammes.

Le matin du 4me jour, le malade est trouvé *comme la veille au soir,* mais *avec une abondante éruption de plus.*

Dans l'esprit du médecin, les accès devant cesser avec l'éruption, il ne fut plus donné de sulfate de quinine. Pourtant, la nuit suivante, le malade fut *un peu agité.* Le mieux se prononça, et malgré qu'il y eût encore un peu de fréquence dans le pouls le 7me jour, la convalescence commence le 8me.

10

Qui refusera, en résumé, de conclure ici, avec nous, que le sulfate de quinine n'a pas plus été antipériodique que sédatif, que stupéfiant? Nous ne serions pas éloigné d'admettre qu'il a été même quelque peu excitant. Nous reviendrons, du reste, sur cet effet, pour dire comment nous le comprenons.

Quoi qu'il en soit, tous les orages provoqués ou spontanés, thérapeutiques ou pathologiques, dont cet organisme tenace a été le théâtre, ne se sont calmés, comme toujours, que quand la maladie n'a plus existé.

OBSERVATION VII.

Ancien gendarme, âgé de 58 ans; constitution pléthorique. 2 Juillet. Le malade a eu, pendant les deux premiers jours, de la céphalalgie, des battements de cœur, de l'anxiété précordiale, des étouffements, combattus par une application de sangsues, des sinapismes; de plus, des accès accompagnés de somnolence, de rêvasserie et, parfois, de délire, accès qui avaient été combattus, deux fois, à l'aide du sulfate de quinine, par M. Pindray.

3me *jour*. — M. Parrot le voit, pour la première fois, avec son confrère, dans le troisième accès, accès considérablement amoindri.

Cependant encore, violente céphalalgie, étouffements pénibles, pouls dur et vibrant, à 90, senti dans toutes les ramifications artérielles; peau brûlante, sueur abondante : saignée de 500 grammes, nitrate de potasse à haute dose.

Le soir, pouls à 82, caillot de la saignée recouvert d'une véritable couenne inflammatoire, mal de tête, étouffements beaucoup diminués : 1 gramme de sulfate de quinine. Nuit assez bonne.

4ᵐᵉ *jour*. — Même état que la veille au soir, dureté et généralité persistante du pouls, toujours à 82 ; picotements et impatiences. On renouvelle la saignée. Même état du caillot : potion éthérée.

5ᵐᵉ *jour*. — L'état du malade n'était point changé, seulement l'éruption avait paru. On se borne à prescrire du nitrate de potasse.

6ᵐᵉ *jour*. — Les battements de cœur et la suffocation ont disparu ; il y a eu deux selles ; le pouls n'est plus dur, il donne 79 ; un peu plus de chaleur à la peau : eau de Sedlitz.

7ᵐᵉ *jour*. — Plus de fièvre. Le malade a été abondamment purgé ; la convalescence fut fort longue. « Je l'ai revu, dit M. Parrot, trois mois après, à Périgueux, encore pâle, amaigri et dans une grande faiblesse. »

Nota. — On nous présente d'abord, dans cette observation, les accidents habituels de la suette traités par une application de sangsues, et, ensuite, des accès traités, pendant deux jours, par du sulfate de quinine ; ces accès ressemblent, à s'y méprendre, à l'ivresse quinique : somnolence, rêvasseries, parfois délire. Le troisième jour, un troisième accès revient, mais atténué, dit-on ; pourtant, il y a encore une violente céphalalgie, des étouffements et un pouls dur, vibrant, à 90 pulsations ; on renonce, ou à peu près, au sulfate de

quinine, puisqu'on n'en donne plus qu'un gramme, et
ce jour-là seulement ; deux saignées sont faites, l'une
le matin du 3me jour, l'autre, à la même époque,
le 4me. La nécessité de cette saignée ne paraissait
pas douteuse, puisque, chose tellement insolite que
M. Parrot ne l'a rencontrée que cette fois, le sang des
deux saignées se recouvre d'une vraie couenne inflammatoire. Malgré tout, après chaque saignée, l'état du
pouls est resté le même, et le caillot de la deuxième était
aussi couenneux que celui de la première ; ainsi si, le
6me jour, tout était rentré dans l'ordre, c'est que
l'éruption, s'annonçant seulement à la fin du 4me jour,
avait paru la nuit suivante, et s'était terminée le lendemain.

Dans ce cas-ci, ni le sulfate de quinine, ni les saignées
n'ont calmé les accidents, et si les accidents se sont
prolongés, c'est que l'éruption, assurément bénigne,
a été retardée ; ce qui montre une fois de plus la solidarité de l'éruption et des phénomènes qu'on lui dispute.

Le résultat final de ce traitement complexe est, sans
nul doute, la pâleur, l'amaigrissement, la grande faiblesse que présentait encore, trois mois après, le pléthorique gendarme.

Les 8me, 9me, 10me et 11me observations ne sont rapportées par M. Parrot que dans un intérêt purement nécropsique, son intervention, dans ces cas particuliers, n'ayant été réclamée que peu de temps avant la mort, et le sulfate de quinine n'ayant pas été administré.

OBSERVATION XII.

Homme de 36 ans. Il est couché à côté de sa femme qui vient de mourir. M. Parrot le visite, pour la première fois, le soir du 4me jour. Ce pauvre malheureux est sous le coup de l'affliction et de la terreur; il refuse de donner des renseignements sur son état. M. Parrot apprend de ceux qui l'entourent que sa maladie a débuté par les symptômes ordinaires, qu'il avait été saigné le 2me et le 3me jour, et que, ce jour-là, il avait refusé du sulfate de quinine.

M. Parrot constate les symptômes suivants: céphalalgie, poids sur le cœur qui l'oppresse, picotements intolérables dans tout le corps, douleur vive à l'épigastre, pouls à 85, dur, plein et vibrant; peu de chaleur à la peau, sueur abondante : 3 grammes de sulfate de quinine sont prescrits.

5me *jour*. — Le sulfate de quinine n'a pas été pris; même agitation, même insouciance, même affaissement moral, même oppression; pouls toujours le même, dur, vibrant, à 86 ; mêmes picotements, toujours peu de sueur: saignée de 350 grammes; il refuse le sulfate de quinine.

6me *jour*. — Le malade est plus mal; nuit mauvaise, délire, agitation, prévision de mort prochaine; l'éruption se fait, mais décolorée, peu nombreuse; le pouls ne bat que 80 fois, toujours large et dur: 15 sangsues aux jugulaires.

7me *jour*. — Même état, température de la peau au-dessous de l'état normal, même nombre de pulsations : potion à l'eau de cannelle, à l'esprit de Mindérerus et au sirop d'écorce d'orange.

8ᵐᵉ *jour.* — La fièvre s'allume, 95 pulsations, peau brûlante et visqueuse : sinapismes, vésicatoires, eau de Sedlitz. Mort dans la nuit.

NOTA. — Nous sommes heureux de n'avoir pas à commenter cette observation, puisque le sulfate de quinine n'a pas été pris par le malade, et que la question des émissions sanguines a déjà été traitée. Toutefois, cette observation nous paraît digne d'être profondément méditée au point de vue de la méthode antiphlogistique.

OBSERVATION XIII.

« Voici le cas le plus intéressant, dit M. Parrot, *le plus historique, le plus populaire de l'épidémie.* Il est, en effet, peu de médecins de Périgueux et des départements voisins, venus pour observer la maladie, qui n'aient vu ce malade. D'ardentes polémiques se sont élevées sur cette observation, ajoute notre épidémiographe, observation qui fait le plus grand honneur aux doctrines *quininistes* et résout la question entre le sulfate de quinine et la saignée. »

Seulement, M. Parrot rapporte cette observation

d'une manière très-incomplète et sur renseignements,
car il n'a vu le malade que plus tard.

Forgeron, âgé de 35 ans, robuste constitution, 12 Septembre. Tout se passe, les deux premiers jours, comme chez les
autres malades : il est saigné, 15 sangsues sont appliquées
aux jugulaires, du sulfate de quinine est très-certainement
prescrit ; mais, *le troisième jour,* un accès foudroyant arrive :
délire ; *le malade chasse les mouches sur ses draps, se frotte
le nez,* il fait, en un mot, toute la pantomime des mourants.
Il ne doit avoir pris qu'une petite quantité du sulfate de
quinine prescrit, 1 gramme au plus.

Le soir, il est si mal, que tous les médecins, arrivés ce
jour-là de la Haute-Vienne et de la Gironde, sont appelés et
viennent auprès du malade, accompagnés de M. le Préfet lui-
même. Les médecins, au nombre de six, tiennent conseil :
cinq d'entre eux déclarent la saignée nécessaire ; un seul
veut des sangsues derrière les oreilles, des vésicatoires aux
extrémités, et du sulfate de quinine à haute dose, quand la
rémission arrivera. On se retire sans rien décider.

Demi-heure après, mus par un sentiment d'humanité, et
voulant encore, malgré l'état désespéré du malade; tenter
quelque chose, les six médecins reviennent auprès de lui.
M. Lacrouzille, son médecin ordinaire, est d'avis de donner
le sulfate de quinine à haute dose, d'autant plus que le
pouls est si petit et si misérable, qu'il regarde la saignée
comme périlleuse ; mais, l'avis de la majorité l'emportant,
il consent à faire une saignée exploratrice. A peine quelques
gouttes de sang ont coulé, que le pouls s'efface et qu'un long
évanouissement s'ensuit. Le malade ne peut que difficilement
être ramené à la vie. On prescrit sur-le-champ, par la
bouche, 2 grammes 60 centigrammes de sulfate de quinine

et le lavement suivant : 60 grammes de quinquina et autant de serpentaire de Virginie dans 500 grammes d'eau.

Le lendemain, 4ᵐᵉ jour, il était mieux ; on continue le sulfate de quinine , pendant les trois jours suivants , à la dose , le premier jour, de 3 grammes , et puis à des doses décroissantes.

Mais, le 6ᵐᵉ *jour*, du bredouillement apoplectique se manifeste au point de rendre la conversation du malade inintelligible. De plus, il garda, pendant plus de six mois, dans les extrémités inférieures , une paralysie presque complète qui s'accompagna, pendant deux mois, de douleurs d'une atrocité incomparable.

Un an après, il restait encore de la faiblesse et de la douleur dans les extrémités inférieures.

Nota. — Malgré les renseignements très-incomplets qui nous sont fournis dans ce cas-ci, nous n'hésiterons pas à formuler notre pensée. Il est incontestable qu'une saignée faite et 15 sangsues appliquées durant les deux premiers jours, ont prédisposé le malade à l'intoxication quinique, et cette intoxication, pour si petite qu'on suppose la dose de sulfate de quinine absorbée, est certaine pour nous : en effet, l'accès foudroyant, d'après ce que nous en savons, est caractérisé par le délire et l'action de chasser les mouches sur les draps, sans parler de celle de se frotter le nez. Or, cette *pantomime des mourants* n'est autre chose qu'une hallucination de la vue qui comporte un certain degré de cécité ; elle est donc le résultat probable de l'action du sulfate de quinine sur le cerveau, quelle qu'ait été la dose ingérée.

Y aurait-il beaucoup de témérité à penser qu'il pourrait bien en avoir été absorbé plus d'un gramme en deux jours, à la façon surtout dont on administrait le sulfate de quinine à Périgueux? Dans tous les cas, l'état du malade trahissait certainement, à l'égard de ce médicament, une grande susceptibilité originelle ou acquise; mais ces accidents ayant été pris pour un accès, et une tentative d'émission sanguine, sur un pouls petit et misérable, ayant failli amener la mort, on donne immédiatement 2 grammes 60 centigrammes de sulfate de quinine, et, en lavement, une décoction de 60 grammes de quinquina et d'autant de serpentaire de Virginie.

Le lendemain, 4me jour, le malade se trouve mieux; mais ce qu'on ne nous dit pas, c'est que l'éruption, s'il y en a eu une, car il n'en est pas question, a dû se produire cette nuit et concourir, pour sa part, à l'amélioration constatée. D'ailleurs, M. Parrot n'a-t-il pas dit qu'à cette époque il n'y avait plus d'accès? On ne juge pas de la sorte dans ce cas-ci, et malgré l'amélioration obtenue, et certainement à cause de cette amélioration, on prescrit encore, et sans nous dire pourquoi, ce jour-là, 3 grammes de sulfate de quinine, 2 sans doute le 5me jour et 1 le 6me, puisqu'on le donna à doses décroissantes pendant trois jours, ce qui éleva la dose totale, en six jours, à 10 grammes au moins.

Cette dose n'eût pas été nuisible, sans doute, si la prédisposition que nous avons supposée tout à l'heure et qu'on n'a pas même soupçonnée, n'avait eu pour résultat de produire, le 6me jour, le bredouillement apoplectique et la paraplégie, signalés comme des phénomènes extraordinaires.

Ainsi, pour nous, le malade qui fait le sujet de la 13me observation est une victime du sulfate de quinine inconsidérément administré. Mais, dit-on, des accidents pareils sont fort rares, et, quoiqu'ils aient été quelquefois observés, ils ne sont admis que par analogie avec ce que l'expérimentation montre chez les animaux (1).

Nous croyons certainement à la rareté de ces accidents, mais des désordres moins évidents mais non moins réels ne peuvent-ils se produire et être mis, ce qui n'arrive que trop souvent, sur le compte de la maladie?

(1) Bouchardat. Annuaire de thérapeutique pour l'année 1854, p. 156.

Quoi qu'il en soit, concluons ici que la guérison que nous venons de constater n'est à l'honneur ni des *quininistes*, ni des *saigneurs*, mais bien à celui de la *résistance vitale du malade.*

Observation XIV.

M. Parrot rapporte cette observation comme un exemple de suette qui se serait terminée, comme la précédente , par un véritable état apoplectique.

Ménagère, âgée de 32 ans, 13 Juillet, visitée le *soir du* 3me *jour* seulement. D'après le rapport des parents, la malade a eu des accès chaque jour avec délire; elle a gardé la diète et pris de la tisane de chiendent; elle a 90 pulsations ; le pouls est souple, la peau chaude et mouillée de sueur. Elle dit être mieux que dans le courant de la journée pendant laquelle elle a eu des étouffements, des battements de cœur et un mal de tête violent ; rémission probable : en conséquence, 2 grammes de sulfate de quinine.

A peine sorti , le médecin est rappelé ; la malade se dit plus mal, la fièvre est pourtant la même ; seulement, picotements et agitation qui précèdent l'éruption.

4me *jour.* — Le corps est couvert de boutons ; quoique la fièvre, loin d'augmenter, ait baissé dans la journée, violent mal de tête ; vers le soir, somnolence : 20 sangsues derrière les oreilles.

5me *jour.* — Céphalalgie moindre ; le pouls et la peau sont à peine fébriles, mais bredouillement apoplectique, bouche légèrement déviée, nuit bonne, un peu d'épistaxis et de rêvasserie.

6me *jour.* — La malade est bien, mais le bredouillement persiste.

Ce bredouillement ne se dissipe qu'au bout d'une quinzaine de jours, et après l'emploi de deux purgatifs et d'un vésicatoire à la nuque.

NOTA. — Remarquons d'abord que le délire caractérisant les accès des deux premiers jours, n'a pu être fort important, puisqu'il ne s'est pas reproduit le 3me, à moins qu'on ne veuille admettre qu'il a été guéri par la tisane de chiendent. — Mais parlons du bredouillement, le phénomène pathologique n'ayant jamais été rencontré par personne, dans la suette, que par M. Parrot, et toujours chez les malades qui avaient pris du sulfate de quinine; d'ailleurs, des paralysies diverses ayant été signalées comme conséquence possible de l'action de ce médicament, nous sommes autorisé, jusqu'à démonstration du contraire, à mettre encore ce symptôme de paralysie incomplète de la langue sur le compte du traitement. Mais hâtons-nous de dire qu'il ne faut ici probablement rendre responsable de l'accident que la malade elle-même, une impressionnabilité très-grande pouvant seule l'expliquer. Cette impressionnabilité ne sera pas mise en doute, si l'on tient compte des accidents nerveux des deux premiers jours, accidents qui ont été rapportés, comme d'habitude, à des accès. Ces organisations, vrais *noli me tangere* pour le sulfate de quinine, ne sont pas très-rares, et, chose singulière, elles sont quelquefois rencontrées dans toute une famille ; ainsi le Professeur Grisolle rapporte, dans son précieux Traité de pathologie interne, à propos de l'empoisonnement par le sulfate de quinine, que, donnant des soins à une famille créole, atteinte de fièvres intermittentes qui se renouvelaient souvent, il n'avait jamais pu, chez aucun de ses membres, dépasser la dose de 50 à 60 centigrammes, sans provoquer des symptômes d'intoxication.

Dégageons donc encore ici la suette de l'accident signalé dans cette observation ; nous avons pris à tâche, on le sait, de présenter cette maladie telle qu'elle est ; et si toutes ces complications (ou conséquences imaginaires) attirent sans cesse notre attention, c'est qu'elles abritent sous leur couvert des théories et des médications funestes.

OBSERVATION XV.

Cette observation, qui est la dernière que nous ayons à commenter, a trait à une malade qui n'aurait

guéri qu'en passant par les symptômes d'une fièvre
typhoïde.

Nous pensons qu'il ne s'agit ici que d'une complication vermineuse, ou, pour parler plus net, d'une
suette ayant frappé une jeune femme porteuse de nombreux entozoaires ; qu'on en juge :

La malade en question, âgée de 35 ans, est prise,
le 1er Juillet, d'une suette grave qui ne présente rien
de particulier jusqu'au 5me *jour*. Ce jour-là, la langue se
sèche et la soif devient vive. Elle vomit des vers :
ventre douloureux, gargouillement, météorisme, délire,
épistaxis, pouls à 96, peau brûlante : une bouteille
d'eau de Sedlitz. Mêmes symptômes pendant sept jours ;
de plus, stupeur, langue tremblotante et ligneuse,
délire pendant la nuit, insomnie ; expulsion de vers
à plusieurs reprises, par le haut et par le bas. On
insiste, pendant ce temps, sur les purgatifs, et le 8me
jour, à peu près sans fièvre, elle demandait à manger.

Le combat, dans ce cas-ci, n'a-t-il pas cessé faute de
combattants ?

Si nous jetons maintenant un coup d'œil d'ensemble
sur les observations de M. Parrot, nous ne pourrons
nous empêcher, comme le faisait Martin Solon, en ap-

préciant, devant l'Académie, le travail du médecin de
Périgueux, de regretter qu'il n'ait pas davantage mul-
tiplié ses observations. Pourtant ce dernier croit avoir
rempli, dans le livre que nous avons sous les yeux,
ouvrage postérieur à son mémoire académique, le *de-
sideratum* formulé par le savant rapporteur.

Quoi qu'il en soit, M. Parrot ne nous donne que
des observations qui témoignent, d'après lui, des succès
obtenus par le sulfate de quinine. N'aurait-il point
essuyé de revers? Il nous semble que le sulfate de
quinine doit avoir échoué plus d'une fois : nous n'en
voulons pour preuve que l'aveu fait par M. Parrot, de la
complète et véritable cécité que l'on observait quelquefois, chez les malades, quelques heures avant la mort.

Nous aurions encore désiré être renseigné sur les
autres phénomènes qui avaient précédé la terminaison
funeste, dans les cas où l'on observait la surdité et
la cécité.

Quant à nous, nous avons vu périr assez de malades aveugles et sourds, auxquels nous avions pro-
digué le fameux antipériodique, et jamais, dans ces
cas-là, nous n'avons constaté autre chose qu'une surstimulation générale.

En effet, dans ces circonstances où l'action du sulfate de quinine sur l'ouïe et sur la vue est certaine, rien n'accuse des effets sédatifs des centres nerveux, pas plus que des marques d'hyposthénisation sur le cœur.

Il se passe probablement, dans ces cas-là, ce que Bretonneau signale, quand il dit : que, chez un grand nombre de sujets, le sulfate de quinine détermine un mouvement fébrile qui ne fait que s'aggraver, si l'on essaie de l'enrayer par de nouvelles doses de médicament (1).

Que sera-ce quand un mouvement fébrile, pareil à celui qui se développe dans la suette grave, existera déjà, et qu'on essaiera de le combattre par un médicament susceptible de le favoriser?

Il est donc certain, et les faits qu'il nous reste à analyser ou à faire connaître le prouveront encore, que, dans la maladie particulière que nous étudions, le sulfate de quinine ne produit pas toujours des effets sédatifs et stupéfiants, mais le plus souvent des effets contraires, c'est-à-dire des phénomènes d'excitation générale, surtout quand il est donné à haute dose et dans les cas graves.

(1) Trousseau et Pidoux, p. 337.

On ne peut se rendre compte de ces effets en désaccord, à première vue, avec ce que nous savons du
sulfate de quinine, que par la prédominance exclusive,
dans la suette, des lésions fonctionnelles du système
nerveux, lésions que leur excès rend inattaquables par
ce médicament.

Mais ces lésions de l'innervation, si le sulfate de
quinine est donné à doses élevées, ne peuvent que
s'accroître ; car l'action que ce médicament exerce sur
le système des forces vitales, action essentiellement
délétère, viendra s'ajouter à celle du principe de là
maladie, et concourir avec elle à la production de la
malignité, c'est-à-dire à la ruine de la vie, se mani-
festant à nos yeux par le désordre nerveux inhérent
à cet état pathologique, le plus grave qu'on puisse
imaginer.

Si nous avons dit vrai dans cette appréciation, et si la
logique des faits est avec nous, il faudrait exclure le
sulfate de quinine à haute dose du traitement de toutes
les maladies dans lesquelles domine cet état pathologique, à moins, restriction capitale, que les phénomènes
qui le constituent ne soient le produit direct d'un poison
miasmatique dont le sulfate de quinine serait, pour

11

ainsi dire , l'antidote , condition que nous croyons précisément, dans l'immense majorité des cas, complétement étrangère à la suette.

Le sulfate de quinine et l'Épidémie de l'Hérault en 1851, d'après le Professeur Alquié.

L'Histoire de l'Épidémie de Suette miliaire de l'Hérault , par le Professeur Alquié (1) , Président de la Commission médicale chargée d'étudier cette épidémie, va nous permettre de compléter notre étude critique.

Des différences notables , du moins en apparence , séparent le Professeur de Montpellier du Médecin de Périgueux ; mais nous verrons qu'au fond , ces deux auteurs sont également épris du sulfate de quinine , et toujours sous le prétexte d'une complication d'accès pernicieux.

Constatons , tout d'abord , que le Professeur Alquié déclare que les idées contenues dans son travail sont celles de la Commission tout entière , et que la rédaction seule n'est pas l'œuvre de tous.

(1) Annales cliniques de Montpellier , 1re année, p. 118.

Si nous prenons acte de cette déclaration, c'est pour nous trouver à l'aise en face de la mémoire de notre ancien Maître, si rapidement enlevé, au milieu de sa brillante carrière. Toutefois, il convient de lui laisser une large part d'initiative, sinon de responsabilité, dans la propagation de la médication antipériodique employée contre la suette depuis 1851.

L'importance de ce travail, la haute position de l'auteur et l'autorité de la Commission qu'il représente, tout autant que nos études personnelles, alors et depuis, dans le même milieu épidémique, nous imposent le plus grand soin dans la recherche de la vérité.

Le Professeur Alquié a admis trois espèces morbides dans la suette de l'Hérault : *la suette bénigne, la suette grave, la suette maligne.*

La suette bénigne est celle de tous les auteurs.

La suette grave se présente avec une intensité excessive, une forme phlogistique, une complication de diverses lésions internes qui lui donnent une grande gravité.

La suette maligne est sous la dépendance d'un état pernicieux à forme rémittente.

Nous ne nous arrêterons pas sur la suette bénigne et sur les deux observations qui s'y rattachent.

Quant *à la suette grave*, elle n'est pas une espèce particulière, mais bien la réunion des formes morbides : inflammatoire, bilieuse, nerveuse, etc., reflets pathologiques de la classique théorie des tempéraments. Le Professeur Alquié comprend, en outre, sous cette dénomination, une foule d'accidents divers, comme il ressort de l'aperçu suivant :

« Au milieu de la santé la plus rassurante, un homme est saisi tout à coup : courbature, frisson intense, céphalalgie violente, soif, pesanteur épigastrique, resserrement à la base du thorax, crampes, insomnie, face animée, sueur abondante, pouls fort et fréquent, excitation générale avec tous les caractères de l'éréthisme sanguin. L'éruption commence : rougeur érythémateuse générale très-prononcée, confluence des vésicules, transformation purulente de leur sécrétion. En même temps, surexcitation sanguine, céphalalgie violente, bouche sèche, pouls plein et vite, sueurs fatigantes, rances ; respiration gênée, face vultueuse, épigastre douloureux, constipation opiniâtre, épistaxis. Nécessité, dans ce cas-là, des émissions sanguines, sinon il faut redouter les congestions vers les viscères, et notamment vers l'encéphale et les poumons. *Dans ces circonstances, le sulfate de quinine accroîtrait la disposition aux congestions.* »

Voilà pour la forme inflammatoire ! C'est notre suette grave d'emblée. Mais poursuivons :

« D'autres fois, chez certains sujets, et notamment chez ceux qui sont doués d'un tempérament nerveux, il survient des *symptômes spasmodiques:* c'est là une autre complication de l'affection épidémique par une autre lésion générale de l'économie. »

Voilà pour la forme nerveuse !

« D'autres fois, un *état bilieux,* une *débilité native* ou *accidentelle*, donnent à la suette un caractère particulier de gravité, et exigent des moyens énergiques. »

Voilà pour la forme bilieuse et adynamique !

« Enfin, *d'autres lésions* viscérales peuvent ne constituer que de simples accidents, ou se trouver intimement liées à l'affection épidémique et former de véritables complications. »

Voilà pour les accidents divers !

D'après ces données, la thérapeutique du Professeur Alquié, dans ce qu'il appelle la suette grave, devrait varier à l'infini, et nous ne pouvons nous aventurer à sa recherche. Nous devons donc nous borner à commenter.

les observatious qu'il fournit à l'appui. Mais notre tâche sera vite remplie, car les observations cliniques sont aussi rares que sont nombreuses les variétés indiquées.

Nous ne comptons, en effet, parmi les suettes graves, que les observations III, IV et V. Or, comme on en jugera tout à l'heure, l'observation III n'est qu'une suette de moyenne gravité, avec quelques symptômes nerveux très-communs dans cette maladie; l'observation IV, une suette bénigne compliquant une maladie chronique de l'estomac et du poumon, et l'observation V, une suette bénigne encore compliquant une fièvre catarrhale. Quant à la forme inflammatoire, décrite avec tant de soin, pas un seul exemple; pas un seul exemple non plus de la forme bilieuse.

Il en est de même des autres formes et des autres complications.

Mais arrêtons-nous encore ici sur ces formes et ces complications; de leur réalité ou de leur non existence dépendent trop de vérités thérapeutiques.

Selon nous, le Professeur Alquié a beaucoup trop sacrifié, dans son travail, la clinique à l'abstraction doctrinale, et l'observation est bien loin de démontrer ce qu'il avance.

Débutant à peine , en 1851 , dans la carrière médicale , nous fûmes aux prises , dans tout le canton de
Roujan , avec l'épidémie , et sans avoir parcouru ,
comme la Commission médicale , toutes les localités
frappées , sans avoir vu autant qu'elle , nous croyons
avoir suffisamment observé des suettes de toute sorte
pour nous être fait alors , sur la maladie , des idées générales que l'expérience de quinze ans n'a pas toutes
renversées. Eh bien ! nous pouvons affirmer que, alors
comme aujourd'hui , nous n'avons jamais rencontré de
suette grave à forme inflammatoire, et ce qui démontre
mieux que toutes les affirmations, la non existence de
cette forme morbide , c'est l'état constant du pouls.
Dans la suette , en effet, quoi qu'on en ait dit , on ne
rencontre jamais la plénitude vraie , la résistance , la
dureté qui le caractérisent dans les maladies inflamma-
toires ; on peut le trouver large, vibrant, mais il est
toujours souple, mou , dépressible, fuyant et vide. Quel
est le médecin , dans ce cas-là, qui se déciderait, sans
idée préconçue , à ouvrir la veine ? Avec un pareil état
du pouls, que peuvent signifier l'agitation du malade ,
la céphalalgie , la chaleur à la peau, la rougeur de la
face, l'état brillant des yeux, une sueur excessive ? sinon

qu'une perturbation profonde menace l'organisme, qui n'aura peut-être pas trop de toutes ses forces pour résister.

Dans tous les cas, le Professeur Alquié nous a donné la description d'une des formes de la suette grave, de celle sans doute qu'il a le plus communément rencontrée, sans cependant en avoir fourni un seul exemple. Toutefois, cette description a pour nous, dans l'espèce qui nous occupe, le même intérêt que celle que nous avons donnée, d'après M. Parrot, de l'accès pernicieux, c'est-à-dire que les symptômes groupés dans ce tableau sont absolument les mêmes au fond, malgré quelques nuances de description, que ceux que nous rencontrerons dans la suette rémittente maligne. Et cependant nous avons vu le Professeur Alquié conseiller, dans ces cas-là, la saignée, et proscrire le sulfate de quinine, tandis qu'il en sera tout autrement pour la suette rémittente.

Ce qui a contribué, dans l'esprit de l'auteur, à la séparation si radicale de ces deux degrés d'une même maladie, c'est, d'une part, la marche rapide, le déploiement simultané de tous les phénomènes graves, et, surtout, la confluence d'emblée de l'éruption, et,

d'autre part, la production de ces mêmes phénomènes
d'une manière discontinue, tantôt périodique, tantôt
irrégulière, mais, de préférence, pendant la nuit;
l'éruption, dans ce dernier cas, se fait aussi par poussées, le plus souvent nocturnes.

La première manière de la maladie ne diffère, pour
nous, en réalité, de la dernière, que parce qu'elle résulte
d'une intoxication plus rapide peut-être, mais, dans
tous les cas, plus profonde; du reste, les faits vont
biontôt nous édifier sur cette appréciation, surtout
quand nous aurons vu ce qu'est la suette rémittente
maligne.

Quant aux suettes compliquées, nous avons dit
ailleurs pourquoi nous ne les admettons pas, et quand
nous observerons une suette se surajoutant à une pneumonie, à une fièvre typhoïde, à une fièvre rémittente,
nous dirons que c'est la maladie qui est compliquée et
non la suette, absolument comme on voit, au milieu
d'une épidémie de choléra, une phthisie, un rhumatisme, une fièvre quelconque, se compliquer du terrible fléau.

La thérapeutique qui convient à ces cas-là ne peut
être précisée d'avance, car le praticien ayant à tenir

compte de deux affections, s'inspirera de leur importance respective, et sa sagacité lui tiendra lieu de règle.

La suette rémittente maligne est, pour le Professeur
de Montpellier, une suette compliquée d'accès pernicieux. Le mot de malignité n'a donc ici qu'un sens
restreint.

Autant que nous avons pu les saisir, voici les signes
propres à cette espèce de suette :

En beaucoup de cas, impossibilité de distinguer cette
espèce de la précédente ;

Assez souvent, au milieu de la bénignité en apparence la plus grande, symptômes alarmants sous forme
d'accès ou d'exacerbations ;

Intermittence fort rare ; type difficile à constater, le
caractère malin ressortant surtout de la soudaineté des
alternatives de bien et de mal, de la terminaison foudroyante de la maladie. « Ces accès se développaient
ordinairement dans la soirée ou dans la nuit, se prolongeaient une ou plusieurs heures, s'effaçaient pour
laisser le malade dans un calme fort rarement complet,
et pour reparaître à des intervalles d'une heure ou
d'une demi-journée (1). »

(1) Alquié. Annales cliniques, p. 198.

Malgré, comme on le voit, l'absence de caractères tranchés et différents de ceux qui sont rapportés par les auteurs aux suettes graves, et dont nous avons tant de fois parlé, le Professeur Alquié admet *des formes de la suette maligne.*.

Voici ces formes :

« En outre de la forme *ardente* qui a été le plus fréquemment observée, et dont nous avons de nombreux exemples, ont été reconnues les formes *adynamique, ataxique, syncopale, foudroyante, pneumonique, tétanique, etc.* »

Comme nous n'aurons guère que la forme ardente à commenter, nous n'en parlerons pas ici.

Que pouvons-nous dire des formes adynamique, ataxique, syncopale, foudroyante, sinon qu'elles ne sont autre chose qu'une suette grave avec prédominance de tels ou tels symptômes qui lui sont habituels?

Quant à la forme pneumonique, rencontrée assez rarement sur un rayon de plusieurs lieues et sur un grand nombre de localités différemment frappées, et à des époques indéterminées par rapport à l'influence épidémique, nous ne saurions établir une opinion solide, attendu que nous n'avons aucune observation à l'appui. Nous avons, cependant, tout lieu de croire à l'existence pure et simple de pneumonies compliquées, car, chose fort importante pour nous, après avoir signalé, *sans aucune distinction de type*, la présence des signes stéthoscopiques et fonctionnels de la maladie, l'auteur ajoute que *la fièvre était modérée*.

Arrêtons-nous un instant sur la forme *tétanique;* peut-être pourrons-nous la présenter sous son vrai jour; mais nous serons obligé d'intervenir ici.

Le Professeur Alquié ne donne pas d'observation relative à cette redoutable complication. Il se borne à dire que deux cas ont été observés, l'un à Paulhan, et l'autre à Roujan. Or, il se rencontre que nous avons observé ce dernier, et en bonne compagnie.

C'était à la fin de Mai, au moment où le canton de Roujan était frappé; cette commune essuya, comme toutes les autres, les coups de l'épidémie, mais à un degré peu marqué; M. le Professeur-Agrégé Bourdel avait été appelé dans la localité, privée, ou à peu près, de médecins à poste fixe. La veille de son arrivée, nous avions vu un jeune et vigoureux forgeron, atteint de trismus, sans que nous eussions pu découvrir une lésion traumatique capable de justifier la maladie. A son arrivée, M. Bourdel vit le malade, et comme nous ne pouvions le visiter qu'une fois par jour, nous le priâmes de se charger du traitement. L'extrait gommeux d'opium fut donné ce jour-là, notre distingué confrère ayant opté, dans son diagnostic, pour un tétanos catarrhal ; tandis que nous inclinions vers l'idée d'une suette grave. Le lendemain, en face de l'aggravation de la maladie ; l'extrait gommeux fut remplacé par une préparation de morphine. Le résultat fut le même, et, au 4ᵐᵉ ou 5ᵐᵉ jour, nous constatâmes, sans sueurs et sans fièvre bien prononcées, des taches pétéchiales sur le tronc et quelques vésicules de miliaire. En désespoir de cause, le sulfate de quinine fut donné, mais le malade mourut le lendemain, avec tous les signes du tétanos le mieux caractérisé. Avions-nous eu affaire à un tétanos compliqué de suette ou à une suette anormale ? Nous penchons aujourd'hui vers la première hypothèse. Dans tous les cas, ce n'étaient point des accès pernicieux à forme tétanique que l'on eut à combattre, car, depuis la première heure jusqu'à la dernière, il n'y eut jamais de rémission dans les symptômes, et la maladie marcha régulièrement vers une terminaison funeste. Cette affirmation ne sera certes pas démentie par M. Bourdel : nous n'en voulons pour garant que son diagnostic.

Voici un autre fait *de suette traitée par la saignée, avec complication tétanique*. Il est plein d'intérêt, sinon comme forme particulière de la maladie, du moins comme se rattachant peut-être au mode de traitement employé. Il appartient à M. de Vezine-Larue qui l'a recueilli, en sa qualité d'élève commissionné, dans le cours d'une petite épidémie de suette qui régna, pendant les mois de Juin et de Juillet de 1864, à Montagnac. Nous avons observé nous aussi cette épidémie.

Un jeune homme de 19 ans, lymphatique, fait, en plein soleil d'Août, une course de 6 kilomètres, et se couche à 5 heures du soir, après avoir été pris de sueur abondante, de céphalalgie assez vive, de constriction épigastrique intolérable.

A 5 heures et demie, pouls petit, dur, à 92 pulsations : 12 sangsues à la base du thorax. Une heure après, pendant que les sangsues mouraient à mesure qu'elles piquaient, il est pris, nous dit-on, de congestion pulmonaire : gêne extrême de la respiration, face cyanosée, un peu d'écume aux commissures des lèvres, pouls assez vif, mais irrégulier et filiforme.

Ne sont-ce pas là tous les symptômes d'une lipothymie provoquée par les sangsues ?

On le saigne ; le sang sort d'abord goutte à goutte, puis par jet plus considérable, et la respiration devient libre.

Mais, à 1 heure du matin, il est pris de tétanos (opistotonos latéral droit et trismus) qui cède, avant le jour, à des inhalations de chloroforme et à 4 ou 5 grammes de ce médicament dans un bol d'eau sucrée et pris, par grandes cuillerées, de dix en dix minutes ; la suette prend ensuite des allures très-bénignes, puisque le pouls reste à 72 et 75 pulsations, que l'éruption se fait du 3me au 4me jour, que les vésicules sont presque imperceptibles et sans rougeur à leur base, et que le malade, levé le 5me jour pour faire son lit, sort le 7me (1).

Nous ne rechercherons pas les rapports qui peuvent avoir existé entre les émissions sanguines et les accidents tétaniques : ils sont trop évidents ; nous observerons seulement que le sulfate de quinine n'a pas été donné dans ce cas-ci, et que notre jeune confrère, nourri des

(1) De Vezine-Larue. Relation d'une épidémie de suette miliaire, etc., p. 107.

doctrines du maître, a cru sans doute rencontrer un échantillon de forme phlogistique grave, tandis que, certainement, il n'a eu affaire qu'à une suette de l'espèce la plus bénigne.

Voilà tout ce que nous savons de certain sur la forme tétanique de la suette. Il y a loin de là à des accès pernicieux revêtant cette forme morbide. Du reste, personne ne l'avait signalée, que nous sachions, avant le Professeur Alquié; elle ne saurait donc sérieusement se rattacher à la maladie que nous étudions.

Le traitement de la suette rémittente maligne, pour le Professeur de Montpellier, on le comprend, est le sulfate de quinine *à haute dose et en peu d'heures.*

Quant à la convalescence, elle était longue et pénible : les malades restaient maigres, faibles, le teint jaune, la bouche mauvaise, les digestions difficiles. « On conçoit aisément, dit le Professeur Alquié, ces perturbations, quand on se rappelle l'influence constante et souvent profonde de l'affection épidémique sur les organes épigastriques, et l'action immédiate de fortes doses de sulfate de quinine chez presque tous ces malades. »

On le voit, le Professeur Alquié ne se dissimule pas les inconvénients du sulfate de quinine; mais il paraît n'avoir tenu compte que de son action sur le tube digestif, car, nulle part, il n'est question de ses effets sur le système nerveux. Son entraînement, du reste, pour le sulfate de quinine, sans être aussi prononcé, *en théorie,* que chez M. Parrot, l'a été certainement au moins autant, *en pratique,* et les observations recueillies sous ses auspices vont le prouver surabondamment. Cependant il se défend, en maints endroits, contre l'accusation de parti pris qu'on pourrait lui adresser. Sans pousser jusque-là nos reproches, nous croyons que l'ardeur de ses convictions était telle, qu'il a été quelquefois jusqu'à l'injustice à l'égard de ses confrères dissidents. Il accuse, en effet, les médecins d'avoir d'abord refusé de suivre ses avis, trompés qu'ils étaient par de faux succès, ou retenus par le préjugé qui s'élevait contre le sulfate de quinine. Pourtant, nous avons connu des praticiens sérieux et sagaces qui n'ont jamais été convaincus. L'un d'eux surtout, alors le plus répandu de Pézenas, le plus estimé, personne ne nous contredira, un de ces hommes rares, l'honneur du corps auquel ils appartiennent, dont la mort même, par une singulière fatalité, fut, deux ans après, une protestation contre le sulfate de quinine, puisqu'il mourut d'une suette sporadique, malgré l'héroïque remède, le docteur Isidore Alazard, n'avait jamais pu admettre l'action du sulfate de quinine dans une affection qu'il appelait le cauchemar de sa vie.

Cet homme, dont nous avons pu apprécier non-seulement l'amitié et le savoir, mais encore le dévouement pour tous, est, pour nous, une autorité, bien que le Professeur Alquié ait oublié son nom dans la liste des médecins de l'Hérault qu'il signale à la reconnaissance publique.

Si le Professeur de Montpellier ne peut être accusé de parti pris, il a, dans tous les cas, fait preuve d'une grande sagacité : arrivé, en effet, à Pézenas, le 11 Mai, il parcourt, le 12, quatre communes, et, par un rapport daté du 13, il signale la nature *rémittente pernicieuse* de l'épidémie au doyen de la Faculté, et la nécessité du sulfate de quinine.

On ne peut qu'être surpris de cette rapidité de coup d'œil, à propos d'une complication déclarée souvent fort obscure par le Professeur Alquié lui-même ; une telle puissance d'intuition pourrait bien laisser quelques doutes, même dans l'esprit le mieux disposé à recevoir la lumière toute faite.

Quoi qu'il en soit, arrivons aux faits cliniques, et répétons encore ici ce que nous avons dit tout à l'heure, que notre entière indépendance est parfaitement justifiée par les paroles citées plus haut de l'éminent Professeur dont l'École de Montpellier déplore la perte.

OBSERVATION III (M. Dunac). — *Suette grave compliquée de lipothymies et d'accidents nerveux. — Guérison.*

Le soir du 2ᵐᵉ jour, le malade se plaint par moments de lipothymies. Quelques cuillerées de potion antispasmodique en font justice.

Le soir du 6ᵐᵉ jour, le malade ayant été, dans la journée, vivement impressionné par la mort d'un de ses amis, est trouvé dans l'état suivant : pouls petit, fréquent, agité; face animée, mouvements annonçant une agitation assez vive.

Potion antispasmodique.

La maladie poursuit ensuite sa marche naturelle.

NOTA. — Cette observation ne mérite pas de nous arrêter.

OBSERVATION IV (M. Frémier). — *Suette miliaire compliquée de vomissements.*

C'est une femme de 60 ans « qui portait, depuis un mois, une lésion profonde des poumons, qui était dans l'impossibilité de garder les aliments, » et qui continue de vomir pendant la suette. Quoi de moins étonnnant ?

Ce cas n'est pas évidemment une suette compliquée

de vomissements, mais une maladie du poumon et de l'estomac compliquée de suette, et de suette aussi bénigne que possible, puisqu'elle n'a duré que du 19 au 21, c'est-à-dire deux jours.

Cette observation, ainsi que la suivante, vient à l'appui de notre théorie d'intoxication par voie pulmonaire, basée, comme nous l'avons dit, sur le plus ou moins d'intégrité ou d'étendue de la surface absorbante. Elle prouve, en outre, ce que nous ferons ressortir plus d'une fois, que la suette compliquant une autre affection suit une marche tout-à-fait indépendante.

OBSERVATION V (Professeur - Agrégé Bourdel). — *Suette compliquée de fausse pneumonie.*

Le malade tousse dès le 1er jour ; la toux, d'abord fréquente, sèche, quinteuse, empêche le sommeil ; la sueur est modérée ; du 5me au 6me jour, crachats muqueux et verdâtres. L'éruption n'apparaît qu'au 5me jour *pour rester incomplète, tandis que les symptômes du côté de la poitrine s'amendent.*

Le 10me *jour*, le malade est guéri. Il avait pris, chaque jour, 1 décigramme de kermès dans 120 grammes de looch.

NOTA. — Si l'éruption n'a paru qu'au 5me jour, et si elle est restée incomplète quand les phénomènes thoraciques s'amendaient, c'est évidemment qu'il n'y avait aucun rapport entre ces deux affections, et

qu'une suette bénigne était venue s'ajouter à une affection catarrhale. Mais là n'est pas l'intérêt de cette observation : ce que nous voulons surtout mettre en lumière,
c'est l'interprétation tout-à-fait inattendue du Professeur
Alquié. « La congestion veineuse, dit-il, dont les poumons ont été le siége, chez cet homme comme chez la
plûpart des personnes atteintes de suette, nous rend,
en partie, compte des symptômes de la fausse péripneu-
monie qui est venue compliquer ce cas clinique. »

Mais voici, dans cette observation recueillie, à dater
du 5me jour, par M. le Professeur-Agrégé Bourdel lui-
même, à Roujan, les signes physiques de cette congestion : « J'auscultai, dit-il, le malade avec beaucoup
de soin. La percussion ne me donna aucun résultat
notable. L'application de l'oreille me convainquit que le
bruit respiratoire était normal, dans tout le côté droit,
tant en avant qu'en arrière. Vers le milieu du côté
gauche, je constatai quelques bulles de râle sibilant,
vers la région postérieure et latérale ; tout le reste du
poumon gauche était perméable à l'air et laissait entendre le bruit ordinaire. Cependant la respiration était
fréquente, tant du côté droit que du côté gauche, de
20 à 22 inspirations par minute. »

Voilà sur quelles bases sont établies, sur le vivant, les prétendues congestions pulmonaires.

OBSERVATION VI (M. Dunal). — *Suette rémittente maligne.* — *Forme ardente, avec rechute, consistant seulement dans la première période de la maladie.*

Coste, âgé de 50 ans, fort et sanguin, a gardé les accès de fièvre pendant dix-sept mois, avant l'épidémie.

Le 10 Mai (1er jour). — A la suite d'un refroidissement, frisson violent; il s'alite; nuit calme, malgré quelques bâillements; un peu de fatigue, un peu de chaleur et de sueur.

Le 11 (2me jour).—Nouvel accès plus violent, sans frisson; congestion cérébrale, délire violent. Cinq hommes peuvent à peine le contenir.

Le 12 (3me jour). — Rémission. Le Professeur Alquié fait administrer 2 grammes de sulfate de quinine.

Le 13 (4me jour, 1er de la suette). — La nuit a été mauvaise; grande sueur toute la journée. Dans la nuit, nouvel accès, moins fort que le précédent : 10 sangsues derrière les oreilles, sulfate de quinine 1 gramme 50 centigr.

Le 14 (5me jour, 2me de la suette). — Les accès diminuent, mais ne sont pas enrayés.

Le 15, (6me jour, 3me de la suette). — Sueurs toute la journée, commencement d'éruption, papules confluentes. Dans la nuit, accès moins fort.

Le 16 (7me jour, 4me de la suette). — *Idem.* L'éruption est complète; mais, dans la nuit, nouvel accès.

Le 17 (8me jour, 5me de la suette). —L'éruption est fixée; le malade conserve de la fièvre, mais présente, dans la nuit, un accès des plus terribles; délire furieux, congestion cérébrale : sangsues derrière les oreilles; les parents s'opposent à la saignée.

Le 18 (9ᵐᵉ *jour*, 6ᵐᵉ *de la suette*). — 2 grammes de quinine. Dans la nuit, nouvel accès, mais moins fort.

Le 19 (10ᵐᵒ *jour*, 7ᵐᵉ *de la suette*). — Le malade est calme, encore de la chaleur et quelques sueurs : lavement avec sulfate de quinine 3 grammes.

Les *accès* cèdent complétement. Le malade entre en convalescence ; mais, par son imprudence et son ardeur pour le travail, huit jours après, rechute. Dans la nuit, violentes douleurs abdominales, calme dans la journée ; le malade se lève. Mais, dans la nuit, frissons, chaleur, agitation, sueur : sulfate de quinine 1 gramme 50 centigrammes ; la nuit suivante, léger accès de peu de durée, pas d'éruption.

Nota. — Voilà, dit le Professeur Alquié, l'une des observations les plus remarquables et décrite par l'un de nos élèves les plus intelligents.

Grâces donc soient rendues à notre ami Dunal ; car il nous a fourni une observation de suette réellement compliquée d'accès pernicieux. C'est à cette observation que nous avons fait allusion, à la page 38, après avoir dit : Qu'il fallait admettre que, comme toute autre maladie épidémique ou sporadique, la suette pouvait, dans certaines circonstances, se compliquer de fièvre intermittente.

Cette observation, textuellement rapportée, sera commentée avec le plus grand soin ; il s'agit, en effet, pour nous, de démontrer ici la coexistence de deux affections bien différentes, sur un même sujet; de rechercher celle qui a été compliquée, et d'établir les rapports qu'elles ont présentés :

Un homme qui, pendant dix-sept mois, avait gardé les fièvres intermittentes, est pris, à la suite d'un refroidissement, d'un violent frisson; il s'alite, et passe une nuit assez calme, malgré des bâillements, de la chaleur et *un peu* de sueur. Les débuts de la suette sont très-rarement marqués par un frisson violent, et ce n'est pas ordinairement par un peu de sueur, mais par *beaucoup* de sueur qu'elle commence. Dans la nuit du 2me jour, il survient un délire très-violent. Nous n'avons pas de renseignements sur la journée; elle n'a dû offrir rien de particulier. Le 3me jour est marqué par de la rémission, et l'on donne 2 grammes de sulfate de quinine. La nuit est mauvaise. L'accès est revenu sans doute. La journée qui suit, c'est-à-dire la 4me, est remarquable par une grande sueur. C'est en ce moment que commence pour nous la suette; jusque-là, il n'y a eu qu'une fièvre intermittente, avec : un accès initial simple dans la nuit du 10 au 11; un deuxième accès très-grave dans la nuit du 11 au 12; un troisième accès moindre dans la nuit du 12 au 13, grâce aux

2 grammes de sulfate de quinine donnés le 12; un quatrième accès moindre dans la nuit du 13 au 14, grâce
à 1 gramme 50 centigrammes de sulfate de quinine
donné le 13, et *malgré* la suette qui, comme nous
l'avons dit, a débuté ce jour-là.

Le 13, le 14 et le 15, les sueurs continuent, et les
accès reviennent dans la nuit, mais moins forts.

Les deux affections marchent donc ensemble sans
s'aggraver l'une l'autre ; car on ne dit rien des phénomènes nerveux de la suette, et l'on signale une intensité
moindre dans les accès.

Que devient la suette? L'éruption, commencée le 15,
3me jour de son début, s'achève le 16, le 4me jour,
et se fixe le 17, le 5me. Se passe-t-il autre chose, d'après
tous les auteurs, et pour toutes les suettes bénignes ?

Que devient, de son côté, la fièvre intermittente?

Le 14, le 15, le 16, le 17, les accès reviennent,
mais ils doivent être peu marqués, puisqu'il n'est
nullement fait mention de sulfate de quinine à administrer.

La suette n'a donc pas aggravé les accès, et les accès
n'ont pas davantage aggravé la suette !

Mais, dans la nuit du 17 au 18, du 5me au 6me jour de la suette, du 8me au 9me jour de la maladie, un accès terrible éclate avec délire furieux.

Cet accès, au lieu d'être mis sur le compte de la suette, doit être mis sur celui de la fièvre intermittente, enrayée par le sulfate de quinine donné quatre jours auparavant, mais non guérie, et peut-être, chose singulière, hypothèse après tout permise, un instant entravée par l'éruption miliaire !

On donne 2 grammes de sulfate de quinine le 9me jour de la maladie, le 6me de la suette ; l'accès suivant diminue ; on donne, le 10me jour, 3 grammes de médicament en lavement, et la guérison arrive.

Huit jours se passent dans un état parfait de santé, puisque le malade a repris ses travaux ; mais après ce temps, douleurs abdominales violentes pendant la nuit : un lavement suivi d'effets laxatifs les emporte.

Le malade se lève ; la nuit d'après, l'accès revient avec frissons, chaleur et sueur : sulfate de quinine ; retour peu marqué la nuit suivante ; enfin guérison définitive.

Le malade, nous dit-on, a sué ; mais il n'a pas eu d'éruption.

Le retour de la suette n'aurait donc été marqué que par la première période de la maladie.

Cette conclusion, tout-à-fait inattendue, n'est pas discutable, après l'analyse que nous venons de faire de cette observation ; et voir ici autre chose qu'une suette bénigne compliquant une fièvre intermittente chronique, qui se reproduit, pendant l'épidémie, dix jours durant, et récidive ensuite huit jours plus tard, c'est nier l'évidence.

D'après cette observation, dont on ne peut contester la valeur, et les deux qui la précèdent, nous pouvons conclure que la suette, quand elle vient compliquer une autre maladie, *même une fièvre intermittente,* se comporte comme si elle était seule.

Conclusion d'une importance capitale pour nous, car elle nous amène forcément à croire que la suette n'emprunte aucune gravité aux maladies qu'elle complique, ne leur en communique pas non plus, et que, quand elle tue, c'est toujours par elle-même.

On nous permettra de remarquer encore ici qu'il a suffi de 3 grammes 50 centigrammes de sulfate de quinine pris en deux jours, au début de cette fièvre intermittente quotidienne grave, mais franche, pour enrayer les accès d'une manière très-marquée, pendant quatre jours ; tandis que nous avons vu, comme nous le verrons encore, de plus hautes doses, répétées chaque jour, être incapables de conjurer des accidents également intermittents : sans doute, parce qu'ils avaient une autre origine.

Cette observation, on le voit, est grosse d'enseignements qui ont été complétement méconnus.

OBSERVATION VII (MM. Labrousse, Caisso, Fremier, Aussilious).—*Suette rémittente maligne ; forme ardente ; mort.*

Homme âgé de 23 ans, fort et sanguin ; 22 Mai. Frisson intense, malaise général.

2me *jour*. — Sueur abondante, céphalalgie, constriction épigastrique ; pouls plein, fort, fréquent : sinapismes, cataplasmes à l'épigastre ; langue avec enduit blanchâtre, constipation.

3me *jour*. — Céphalalgie moindre, constriction diminuée, sueur, pouls fréquent : lavement sans résultats, sinapismes, cataplasmes.

4me *jour*. — Agitation pendant la nuit, picotements aux jambes et dans le dos, céphalalgie plus vive, soif plus intense, calme au matin, éruption sur les bras et la poitrine.

Vers le milieu de la nuit, nouvelle agitation, sueur diminuée, peau plus chaude, pouls plus fréquent : sinapismes, cataplasmes, 4 grammes d'acétate d'ammoniaque et 20 gouttes d'éther sulfurique.

5me *jour*. — État plus satisfaisant, sueurs très-abondantes, l'éruption se complète : potion avec 1 gramme 50 centigrammes de sulfate de quinine qui n'est pas donnée ; vers le milieu de la nuit, l'accès se renouvelle avec les mêmes symptômes : 16 sangsues aux malléoles, sinapismes, même potion avec sulfate de quinine.

6ᵐᵉ *jour*. — Le sulfate de quinine n'est pas pris; l'accès s'est terminé sans accidents; le malade est plus calme dans la journée; mais, vers le soir, nouvel accès. Il accuse une faiblesse dans les organes thoraciques, des frissons qui lui parcourent les membres et le tronc : 1 gramme 50 centigrammes de sulfate de quinine est pris en deux heures, 2 vésicatoires camphrés aux cuisses, 4 grammes acétate d'ammoniaque et 20 gouttes d'éther.

7ᵐᵉ *jour*. — Pas d'amélioration : potion avec 1 gramme 50 centigrammes de sulfate de quinine, 2 grammes en frictions sous les aisselles et sur les vésicatoires, lavement avec 2 grammes; la nuit, le malade semble plus calme; il est assoupi pendant quelques heures.

8ᵐᵉ *jour*. — A 7 heures du matin, inquiétude, agitation, céphalalgie, refroidissement des extrémités, pas de constriction épigastrique : renouveler la potion avec l'acétate d'ammoniaque, sinapismes, deux autres vésicatoires; à une heure, délire calme: 2 grammes de sulfate de quinine en lavement, 3 en frictions, 20 sangsues aux apophyses mastoïdes et aux malléoles; calme de peu de durée, délire plus intense : large vésicatoire à la nuque, applications froides sur la tête. Mort à 10 heures.

Noᴛᴀ. — Voilà, pour nous, un cas de suette grave pendant l'éruption. Jusqu'au 4ᵐᵉ jour, en effet, tout se passe assez bien; seulement, dans la nuit du 3ᵐᵉ au 4ᵐᵉ jour, il y a de l'agitation, des picotements qui se calment le matin; mais on constate un commencement d'éruption; elle ne se complète que le 5ᵐᵉ jour, avec des sueurs très-abondantes ; on prescrit du sulfate de quinine. On a donc pris pour un accès les troubles annonçant, la nuit précédente, une forte poussée à la peau. Mais le sulfate de quinine n'est pas donné, et l'accès, qui revient du 5me au 6me jour, n'en est pas plus grave. Seulement, vers le soir, nouvel accès, nous dit-on, probablement dû à l'annonce d'une nouvelle poussée, ou du passage à suppuration des vésicules, ce qui a lieu ordinairement, à cette époque, dans les suettes graves ; mais nous manquons entièrement de renseignements. Dans tous les cas, cette fois, 1 gramme 50 centigrammes de sulfate de quinine est pris en deux heures, et 2 vésicatoires camphrés sont posés aux cuisses. Pourtant, le lendemain, on ne trouve pas d'amélioration, mais on ne dit pas ce qu'avait été l'accès de la nuit. On donne encore 1 gramme 50 centigrammes de sulfate de quinine par la bouche ; avec 2 grammes, on fait des frictions, et on panse les vésicatoires. La nuit suivante paraît meilleure ; mais, le 8me jour, à 7 heures du matin, le malade est trouvé inquiet, agité, avec refroidissement des extrémités, céphalalgie ; on donne 2 grammes de sulfate de quinine en lavement, on frictionne avec 3 grammes, on pose 20 sangsues aux apophyses et aux malléoles, et le malade meurt dans le délire, à 10 heures.

A quelle époque apparaissent les prétendus accès pernicieux dans ces cas-ci? Au moment de l'éruption, qui se fait chaque nuit par poussées successives.

Quels sont les symptômes attribués à ces accès? Les symptômes de la suette! Les accès restent inoffensifs jusqu'au 6me jour, et tuent le 8me, juste après l'administration, dans cet intervalle, de 3 grammes de sulfate de quinine par la bouche, de 2 en lavement, et de 5 en frictions ou sur les vésicatoires; et, de plus, après l'application de 36 sangsues et de 5 vésicatoires. De quelle utilité a été, dans ce cas-ci, le sulfate de quinine?

La VIIIme observation ne peut nous arrêter; elle n'offre qu'un intérêt nécropsique, car nous n'avons que des détails très-incomplets sur la maladie.

OBSERVATION IX. — *Suette rémittente maligne de forme ataxique. — Récidive sous forme ardente. — Accès foudroyant. — Mort.*

28 *Avril.*—Femme âgée de 43 ans, sujette à des douleurs rhumatismales assez fortes, tempérament nervoso-sanguin, pouls déprimé et lent, enduit blanc sale de la langue : tilleul, bouillon maigre, ouate aux extrémités.

2me *jour.* — Nuit agitée, douleurs assez intenses à l'épaule droite et à la région des reins, pouls très-fréquent, chaleur à la peau, soif vive, céphalalgie sus-orbitaire, un peu de toux, constipation : tisane nitrée et eau de veau, sinapismes, potion antispasmodique.

3me *jour*. — Nuit calme, pouls moins fort, douleur seulement aux reins, menstruation, frissons irréguliers attribués à l'écoulement menstruel.

8me *jour*. — Jusqu'à ce jour, la malade garde le lit, prend de la crème de riz et du bouillon ; elle repose deux ou trois heures la nuit.

9me *jour* (1er *de la suette*). — Les menstrues ont cessé, comme de coutume, après six jours, et la malade est trouvée dans l'état suivant : nouvelle céphalalgie sus-orbitaire, constriction à l'épigastre, sueur copieuse et fétide, pouls à 95 pulsations, picotements à la peau : cataplasmes à l'épigastre, sinapismes légers.

10me *jour* (2me *de la suette*). — Même état, moins le pouls qui est à 80 : vésicatoire sur les mollets.

11me *jour* (3me *de la suette*). — Nuit agitée, mêmes sueurs, pouls à 80, forte douleur à l'épigastre qui disparaît après l'application de 12 sangsues, éruption de boutons rouges et coniques.

12me *jour* (4me *de la suette*). — Agitation dans la soirée, sommeil sur le matin, pouls à 75, sueurs très-abondantes.

13me *et* 14me *jours* (5me *et* 6me *de la suette*). — État assez satisfaisant, sommeil sur le matin : bouillon toutes les six heures. Pendant ces deux jours, pour arrêter un paroxysme paraissant le soir, depuis le 11me jour (3me de l'éruption), 60 centigrammes de sulfate de quinine, et 15 centigrammes d'extrait de jusquiame.

15me *jour* (7me *de la suette*). — Amendement sensible : légers aliments.

16me *jour* (8me *de la suette*). — Citrate de magnésie suivi d'abondantes évacuations.

17me *et* 18me *jours* (9me *et* 10me *de la suette*). — Elle s'occupe des soins de son ménage.

Récidive. — 26 *Mai*. — Le 29me jour après le début de la première maladie, le 11me après la guérison, la malade ressent, le soir, un paroxysme pareil aux premiers, un froid *cuisant* à la partie externe des cuisses, pendant trois quarts d'heure, puis, pendant deux heures, chaleur incommode sur tout le corps, « sueur qui cessait vers une heure du matin. » Prurit général, et, quatre heures après, une seconde éruption pareille à la première : 80 centigrammes de sulfate de quinine à prendre à 8 heures.

27, 28, 29 *Mai*. 2me, 3me *et* 4me *jours*. — Boissons délayantes, crème de riz et bouillons. La malade est laissée aux soins d'un *médecin parent* qui se contente de l'alimenter très-légèrement ; le 4me jour, retour des menstrues peu abondantes.

30 *Mai*. 5me *jour*. — La malade est très-agitée, perte insignifiante : 1 gramme de sulfate de quinine est prescrit, mais non administré.

31 *Mai*. 6me *jour*. — A 11 heures du matin seulement, la malade prend, en quatre fois, de deux en deux heures, 2 grammes de sulfate de quinine ; à 4 heures, forte chaleur par tout le corps, douleur épigastrique ; à 6 heures, quatre vomissements rapprochés jaunes et verdâtres ; après les vomissements, délire.

La malade fut emportée par un accès foudroyant contre lequel échoua le traitement le plus énergique, le sulfate de quinine à très-haute dose, l'application d'un large vésicatoire ammoniacal à la région épigastrique, etc., etc. A 9 heures, elle mourait.

13

Nota. — Voilà une malade qui a eu certainement, d'abord, une suette bénigne compliquant, au 9ᵐᵉ jour, une légère attaque de rhumatisme ou une fièvre catarrhale, si l'on veut, et non une suette rémittente maligne à forme ataxique ; quant à la récidive, elle est bien une suette grave.

Commençons par constater que, le 9ᵐᵉ jour seulement, apparaît la sueur abondante, la constriction épigastrique et le renouvellement de la céphalalgie : n'est-ce pas l'annonce de l'invasion de la suette? Le 11ᵐᵉ jour de la maladie première, c'est-à-dire le 3ᵐᵉ jour de la maladie épidémique, apparaît l'éruption avec un pouls donnant 80 pulsations. Du 11ᵐᵉ au 14ᵐᵉ jour, juste pendant les trois jours que dure l'éruption, vers 4 heures du soir, se prolongeant jusqu'à minuit, paroxysmes que l'on dit avoir été enrayés par 60 centigrammes de sulfate de quinine, associés à 15 centigrammes d'extrait de jusquiame, et donnés les deux derniers jours. Ici, comme toujours, les paroxysmes ont cédé avec la maladie.

Récidive. — Du 16 au 26 Mai, la malade jouit d'une santé parfaite; mais, le 26 au soir, se reproduisent les paroxysmes, suivis, dans la nuit, d'une nouvelle éruption.

Toujours la même solidarité entre ces deux faits,
éruption et paroxysme ! Cette fois, 80 centigrammes de
sulfate de quinine sont donnés, et, jusqu'au 29, la
malade est laissée aux soins d'un médecin parent qui ne
donne aucun remède, sans doute parce qu'il n'a rien
observé de grave. Dans tous les cas, nous ne savons
rien, sinon que les menstrues, arrivées le 29 peu
abondantes, ne le furent pas davantage le 30, et que,
ce jour-là, la malade fut très-agitée. Elle était alors,
ne l'oublions pas, au 4me jour d'une éruption dont on
ne parle plus, mais qui est survenue de très-bonne
heure. Or, nous savons que, plus l'éruption se rapproche
du moment de l'invasion, plus la suette est grave. Quoi
qu'il en soit, ici rien sur cette éruption, rien sur l'état
du pouls, rien sur les symptômes constituant l'accès ;
seulement, on conseille du sulfate de quinine qui n'est
pas pris. On ne le donne que le lendemain, à la dose
de 2 grammes, de 11 heures à 4 heures ; mais, à 4
heures, forte chaleur par tout le corps, quatre vomissements coup sur coup ; après les vomissements, délire.
Voilà l'accès foudroyant qui tue la malade à 9 heures,
malgré de *très-hautes doses* de sulfate de quinine et un
vésicatoire ammoniacal à la région épigastrique.

Nous n'oserions accuser ici le sulfate de quinine
d'avoir joué le rôle de cause déterminante, car ce genre
de mort survient, toujours le même, dans les cas
foudroyants ; mais les phénomènes qui le caractérisent
ont suivi de si près ici l'administration du remède, et
leur analogie avec les effets immédiats de ce dernier est
si frappante, que nous ne pouvons nous empêcher d'en
faire la remarque.

Dans tous les cas, il n'est nullement nécessaire de
faire intervenir un accès pernicieux pour expliquer la
mort de cette malade ; elle est surabondamment justifiée
par toutes les causes de débilitation qui ont agi sur
elle : douleurs rhumatismales avec fièvre, première
suette, deux périodes menstruelles, diète plus ou moins
sévère, à divers intervalles, il est vrai, mais durant
quinze jours au moins ; toutes causes qui ont préparé
la gravité de la récidive.

OBSERVATION X (M. Dunal). — *Suette miliaire rémittente maligne à
surexcitation générale ; vomissements violents ; céphalalgie intense ;
accès tranchés et précédés de frissons.—Sulfate de quinine.—Guérison.*

Homme de 55 ans, fort et sanguin. Matin du 24 Mai, maux
d'estomac violents accompagnés de céphalalgie, d'éblouisse-
ments et de vomissements alimentaires ; pouls fréquent,
assez développé ; peau brûlante, sèche ; face animée, enduit

blanchâtre peu épais de la langue, douleur épigastrique légère : sinapismes.

Soir. — Pouls fréquent, dur, résistant ; face vultueuse, peau moite : 25 sangsues à l'anus.

2me *jour.* — Détente, céphalalgie moindre ; la sueur s'est développée ; pouls également dur ; la douleur épigastrique gagne le sein droit.

Soir. — Sueur abondante, fièvre diminuée, céphalalgie frontale très-intense, éruption commençante sur la poitrine et le cou : tisane additionnée de nitrate de potasse, 1 gramme par litre.

3me *jour.* — Nuit très-agitée, frissons légers et rapides parcourant la région lombaire, malaise général insupportable ; la fièvre persiste ; sueurs très-abondantes, céphalalgie très-intense, vésicules sur la poitrine et les poignets, mains gonflées : 20 sangsues à l'anus, frictions sous les aisselles avec 2 grammes de sulfate de quinine, sinapismes.

Soir. — Un peu moins de céphalalgie, pouls souple et fréquent, bouffées alternant avec des frissons rapides, vagues, irréguliers dans les lombes et les genoux ; l'éruption devient plus confluente : 1 gramme de sulfate de quinine en trois fois dans deux heures.

4me *jour.* — Dans la nuit, frissons passagers suivis de chaleur, sueur moindre ; l'éruption marche régulièrement, les vésicules grossissent, pouls normal. Depuis le jour, agitation, mouvements brusques, inquiétude : potion avec 1 gramme 50 centigrammes de sulfate de quinine en quatre fois dans trois heures, lavement avec 2 grammes.

Soir. — Lavement gardé demi-heure seulement, à cause de très-vives douleurs abdominales ; sueurs de nouveau abondantes, pouls plein, fort, assez résistant ; agitation, anxiété, douleur profonde de la tête, douleurs précordiales vives, défaillance d'estomac ; l'éruption est très-confluente.

5me *jour*. — Dans la nuit, à deux heures d'intervalle, deux exacerbations assez courtes, marquées par des frissons alternant avec de la chaleur; anxiété très-vive, bouffées de chaleur à la face, pouls mou, fréquent, dépressible ; éruption vésiculeuse abondante, pendant la nuit, avec vives démangeaisons dans le voisinage de l'aisselle gauche : 2 grammes de sulfate de quinine en potion.

Le soir. — Pouls souple et large, sans fréquence ; sueurs encore très-appréciables.

6me *jour*. — Nuit agitée ; à 11 heures, chaleur violente de trois heures, suivie d'un frisson léger, fugacé ; la sueur disparaît insensiblement; çà et là, avec l'éruption vésiculeuse, petites pustules pleines de pus jaunâtre, blanc, lié ; malaise général, abattement, douleurs sourdes générales : résine de quinquina 4 grammes, sulfate de quinine 50 centigrammes, pour une potion.

Soir. — Pas de fièvre, journée bonne, plus de sueur.

7me *jour*. — Exacerbation à 7 heures du soir, agitation, bouffées de chaleur et chaleur générale ; pendant quatre heures, réveil en sursaut, pas de fièvre, pourtant pénibles démangeaisons générales, desquamation commencante : même potion que la veille.

Soir. — Exacerbation encore le soir, mais moindre ; tête libre, face gaie, pouls normal : quelques pruneaux, troisième potion.

Soir. — Le malade se trouve bien.

8me *jour*. — Eau de Sedlitz ; la guérison est assurée.

NOTA. — Le Professeur Alquié s'appesantit fort longuement sur cette observation pour montrer toute l'importance de la nature rémittente de la maladie. « Pendant six jours consécutifs, dit-il, cet homme a éprouvé un accès très-marqué. » Cela est vrai, mais parce que l'éruption, commencée à la fin du 2me jour, a continué sa marche le 3me, est devenue confluente le 4me, très-confluente le 5me, a présenté une nouvelle poussée le 6me, et est passée ensuite à suppuration. N'en déplaise donc à la fièvre rémittente et au sulfate de quinine, les accès sont revenus la nuit, parce que les diverses poussées ont eu lieu la nuit, et ils sont revenus *aussi souvent qu'un travail quelconque se faisait à la peau.* Bien plus, il y a eu quelque chose d'insolite, le soir du 4me jour, au moment où l'éruption devient très-confluente, il est vrai, mais aussi après l'administration, en lavement ou par la bouche, de 3 grammes 50 centigrammes de sulfate de quinine; ce quelque chose, c'est le pouls plein et fort, de l'agitation, de l'anxiété, des douleurs profondes de la tête, de la douleur précordiale, des défaillances d'estomac. Est-ce que le sulfate de quinine n'aurait pas contribué à cet état-là? Dans tous les cas, il a toujours été impuissant à le conjurer.

Voilà donc encore une belle observation qui prouve en faveur de notre manière de voir, car elle dit bien clairement, celle-là aussi, que les exacerbations, dans la suette, sont liées à l'éruption et rien autre chose. Ici donc, pour nous, *suette grave à poussées successives, et guérison spontanée.*

Mais voici une observation qui appartient au Professeur Alquié lui-même, et, pour la commenter avec plus de certitude, nous intercalerons nos réflexions à mesure que le besoin s'en fera sentir.

OBSERVATION XI. — *Suette rémittente maligne à forme de surexcitation nerveuse : sulfate de quinine. — Guérison.*

Homme de 38 ans. Tempérament sanguin, constitution affaiblie. 10 Mai : malaise pendant la nuit, céphalalgie, fièvre, pesanteur à l'épigastre, sueurs copieuses; le lendemain, le malade garde le lit : régime sévère, boissons émollientes, enfin traitement de la suette bénigne.

Rien d'insolite jusqu'ici : c'est bien une suette qui débute fort simplement, pendant la nuit du 10 au 11 Mai.

Le 12 Mai. 2me jour. — Abattement, face animée, peau chaude, molle et couverte d'une sueur abondante; pouls mou et fréquent, langue large, humide, chargée de mucus épais, blanchâtre; soif peu marquée, épigastre embarrassé, urines rougeâtres, selles suspendues.

Jusqu'ici encore, rien que ce qui se passe pour toutes les suettes bénignes.

En même temps, la figure exprime la crainte et l'indé-
cision, l'intelligence est torpeuse. Ces derniers symptômes,
joints à la rémission qui a eu lieu dans la nuit, nous font
penser qu'il s'agit d'une suette grave *à forme rémittente*. En
conséquence, administration, en une heure, de 2 grammes
de sulfate de quinine.

De quelle rémission est-il question? On ne nous a
rien dit de la nuit du 11 au 12. L'observateur pense,
dans tous les cas, sur cette donnée jointe aux symptômes qu'on vient de lire, qu'il s'agit d'une suette
rémittente grave.

13. 3me *jour*. — Une nouvelle exacerbation se manifeste
pendant la nuit et se répète dès le matin, et le malade ayant
déjà été atteint, quelques années auparavant, de fièvre
intermittente, reconnaît spontanément que son état actuel
ressemble beaucoup à son ancienne fièvre intermittente.
« C'est comme lorsque j'avais mes accès, » dit-il : 1 gramme
et demi de sulfate de quinine en une heure.

Voilà donc un nouvel accès dans la nuit, plus un
autre dans la matinée, sur lesquels nous n'avons aucune espèce de renseignements, et, chose incroyable,
c'est le malade qui complète le diagnostic par des ap-
préciations spontanées !

Mais, pendant ce jour, picotements au dos, au cou, au-
devant de la poitrine; plaques rouges, papules, enfin vésicules.

14. 4me *jour*. — Nuit moins agitée que les précédentes ; sommeil de plusieurs heures ; néanmoins, malgré les soins les mieux entendus et la marche régulière de l'éruption, malgré le calme de la journée,

Et malgré le sulfate de quinine, ajouterons-nous, parce que l'éruption n'est pas achevée,

Une nouvelle exacerbation, avec les mêmes caractères,

Caractères qu'on ne nous a jamais décrits,

Se fait sentir, quoique moins violente.

Les mots, quoique moins violente, nous paraissent uniquement ajoutés pour laisser penser que le sulfate de quinine a fait quelque chose.

Comme la respiration est plus gênée, et qu'il y a de la toux et des crachats, vésicatoire au bras ; même potion, d'ailleurs, de sulfate de quinine.

La nuit suivante, dit l'observateur, je couchai près du malade, et lui prodiguai les soins plusieurs fois urgents ; l'affaissement dans lequel cet homme restait plongé m'avait fait craindre un accès plus terrible que les précédents.

Le sulfate de quinine aurait-il produit ici, par extra-ordinaire, et grâce au peu d'intensité probable de la fièvre, des effets hyposthénisants ?

L'exacerbation eut lieu, mais son caractère fut moins grave.

Nous sommes arrivé au 2ᵐᵉ jour de l'éruption.

15. *6ᵐᵉ jour*. — L'éruption suit la marche de la suette bénigne ; mais à la suite d'un calme d'une assez longue durée, la faiblesse, la fièvre, la face du malade viennent encore m'inspirer de la crainte, bien que l'accès soit devenu moins alarmant.

Ce n'est donc pas l'accès qui est cause de cet état-là?

Plusieurs épistaxis sont suivies de soulagements passagers : le sulfate de quinine est continué.

16. *6ᵐᵉ jour*. — L'accès n'a pas reparu : sulfate de quinine, mais à intervalles de plus en plus éloignés, bouillon. Désormais, la maladie marche vers une guérison assurée, quoique fort lente.

Voilà donc des accès qui finissent au 5ᵐᵉ jour, quand finit l'éruption, et qui ont résisté jusque-là au sulfate de quinine régulièrement administré. Cette observation, toute incomplète qu'elle soit, car nous manquons entièrement de renseignements et sur le pouls et sur les accès, n'est certainement qu'une suette bénigne.

OBSERVATION XII (M. Péhéhaa). — *Suette rémittente ; surexcitation générale ; émissions sanguines répétées ; nouveaux accès : sulfate de quinine.*

Dans cette observation, le malade, après une courbature de trois jours, avec signes d'embarras gastrique, se réveille tout à coup, avec chaleur très-forte et sueur abondante, dans la nuit du 9 au 10 Mai.

Le 10, le 11, le 12, le 13, il a régulièrement deux
applications de sangsues, l'une aux apophyses mastoïdes,
l'autre à l'épigastre. Le 13, jour de l'éruption, il en
a, de plus, une aux cuisses; l'éruption se fait le 13
(4me jour), et la sueur cesse avec elle. Observons qu'on
a noté du délire au matin du 12; mais le rapporteur
de cette observation, n'ayant vu le malade que le 16
(7me jour), le jour où a été prescrit le sulfate de quinine,
nous tenons ce délire pour suspect. Dans tous les cas,
le malade est tranquille jusqu'au 15 (6me jour), à 10
heures du soir, heure à laquelle un frisson rapide pré-
céda une chaleur sans sueur, qui dura deux heures.
Néanmoins, le malade reposa cette nuit-là; mais le 16,
à 4 heures du soir, froid au pied gauche, puis chaleur et sueur jusqu'à 7 heures et demie. Voilà les
nouveaux accès signalés en tête de cette observation :
1 gramme de sulfate de quinine les arrête du coup, et
le malade se lève et mange deux jours après.

Que de malades, qui, après la suette, même la plus
bénigne, comme a été celle-ci, voient ces retours de
sueur et de chaleur se faire, vers le soir, sans que,
pour cela, il soit nécessaire de recourir au sulfate de
quinine !

OBSERVATION XIII (M. Péhéhaa). — *Suette maligne à forme ataxique; accès nombreux; érysipèle: sulfate de quinine; guérison.*

Cette observation est très-complexe ; en effet, la malade, après trois jours de malaise difficile à caractériser, est prise de plus de chaleur et de moiteur dans la nuit du 7 au 8 Mai, et une éruption miliaire se fait le 9, vers le 3me jour. Jusqu'au 8me, dit l'observateur, qui ne voit le malade que ce jour-là, du sulfate de quinine a été donné, probablement à petite dose. On avait eu à combattre de la chaleur générale, entrecoupée de frissons, se faisant sentir le long de la colonne vertébrale, aux épaules, et revenant la nuit. Ce jour-là, on donne 1 gramme de sulfate de quinine, et le lendemain, 9me jour, tous les symptômes avaient disparu ; la malade s'était levée, mais elle éprouvait un malaise qu'elle ne pouvait caractériser.

Pour nous, la suette finit ici : à partir de cette époque, en effet, la scène change, et des accès à peu près réguliers s'annoncent vers le 12me jour ; ils durent, avec des alternatives de bien et de mal, jusqu'au 19me ; il survient, ce jour-là, un érysipèle. Dans l'intervalle, on a administré l'ipécacuanha à dose vomitive, pour des signes évidents d'embarras gastrique ; l'érysipèle arrive à sa dernière période le 25ᵐᵉ jour, et présente, durant sa marche, des exacerbations qui sont combattues par le sulfate de quinine ; mais les accès reparaissent encore après la guérison de l'érysipèle.

Ce serait sortir de notre cadre que d'analyser en entier cette observation. Qu'il nous suffise de dire que sa première partie, celle qui nous intéresse le plus, est celle sur laquelle nous sommes le moins renseigné. Dans tous les cas, il ressort manifestement de tout ce que nous avons constaté, que la maladie primitive est une fièvre intermittente mal dessinée, pendant tout le temps que dure la suette qui vient la compliquer d'abord ; que celle-ci marche d'une manière bénigne, et *n'emprunte pas* à celle-là de la gravité, *qu'elle ne lui en communique pas* non plus ; en effet, traitée, pendant la durée de la suette, par des doses insuffisantes de sulfate de quinine, la fièvre intermittente ne s'aggrave pas, et ne reprend sa marche que vers le 12ᵐᵉ jour, pour se compliquer ensuite, au 19ᵐᵉ, d'un érysipèle, et persister encore après celui-ci.

Cette observation est donc l'historique d'une fièvre intermittente compliquée de suette d'abord, et d'érysipèle ensuite.

Observation XIV (M. Dunac). — *Suette maligne, forme ataxique, épistaxis répétées.* — *Sulfate de quinine.* — *Guérison.*

Ce malade ne se couche qu'au 3ᵐᵉ jour, au moment où l'éruption commence par quelques boutons sur la poitrine et les mains. Le rapporteur de cette observation voit le malade le 4ᵐᵉ jour, au matin, dans l'état suivant : sueur extrêmement abondante, céphalalgie et constriction épigastrique très-intenses, soif assez vive, pouls fort, dur, à 90 pulsations environ ; soubresauts dans les tendons des avant-bras, éruption encore légère.

Soir. — A peu près même état, encore plus de céphalalgie, agitation : potion antispasmodique avec 10 grammes de teinture de castor.

5ᵐᵉ *jour.* — Le malade a assez bien dormi ; il est parfaitement calme ; la fièvre et les sueurs continuent ; peau modérément chaude, pouls toujours ample et dur, à 80 pulsations environ ; épigastre peu douloureux, éruption occupant tout le corps, à peine si l'on peut distinguer l'interstice qui sépare chaque bouton, plus proéminente qu'hier ; vésicules d'un blanc transparent sur les mains.

Soir. — Même état, toujours un peu de fièvre, légère épistaxis par les deux narines.

6ᵐᵉ *jour.* — Sommeil très-agité, un peu de délire de 8 heures au soir jusqu'à minuit, céphalalgie très-intense ; le malade veut se lever ; chaleur très-vive, mouvements presque convulsifs des membres ; au matin, épistaxis, fièvre, chaleur, céphalalgie, douleurs épigastriques très-fortes.

L'éruption est complète, vésicules très-permanentes, contenant un liquide clair comme de l'eau de roche, sur les mains ; on en observe de pareilles à des pustules de variole : 1 gramme 50 centigrammes de sulfate de quinine, en trois fois, de deux en deux heures.

7me *jour*. — Journée d'hier et nuit bonnes; la peau ne présente plus des colorations rouges à la base des vésicules qui sont élevées et contiennent un liquide transparent et clair comme du cristal.

Soir. — A 4 heures, la fièvre est revenue, la céphalalgie est intense, les artères temporales battent avec force, le pouls est fort, dur, tendu, de 90 à 100 pulsations: 1 gramme 50 centigrammes de sulfate de quinine en trois fois, d'heure en heure, après la rémission.

10 heures du soir. — Le médecin est mandé; on craint pour les jours du malade; épistaxis abondante; depuis une heure, délire très-fort, face congestionnée, fièvre très-intense, pouls de 120 à 130, petit, faible, dépressible, comme intermittent; mouvements convulsifs dans les membres, soubresauts des tendons à l'avant-bras : sinapismes, potion avec 2 grammes de sulfate de quinine, en deux fois, dans deux heures.

8me *jour*. — Délire jusqu'à 4 heures du matin; le malade est extrêmement fatigué, abattu; il peut à peine soulever la tête et les bras; la face est pâle, décolorée; pouls petit, fréquent, dépressible, de 100 à 110 pulsations; la céphalalgie continue, l'éruption ne présente rien de particulier, la sérosité est toujours claire et limpide : continuer la potion à 1 gramme 50 centigrammes de sulfate de quinine.

Soir à 8 heures. — Le pouls s'est relevé plus fort et plus dur que le matin, 100 à 110; céphalalgie plus intense, constriction épigastrique reparue, crampes dans l'avant-bras, les mains; sueur : sinapismes, 2 grammes sulfate de quinine, en frictions sous les aisselles. M. Duffut prend le malade.

9me *jour*. — Repos pendant deux heures sur le matin, grand bien-être, peau légèrement chaude, peu de fièvre, céphalalgie et constriction épigastrique disparue, boutons opaques à la poitrine et aux cuisses, toujours transparents aux mains : sulfate de quinine 50 centigrammes.

5 heures du soir. — Chaleur à la peau un peu plus élevée que le matin, le pouls un peu plus accéléré, 80 pulsations ; légère céphalalgie ; les vésicules des mains commencent à devenir opaques ; sueurs peu abondantes.

10me jour. — Pas de fièvre, pas de céphalalgie ; sommeil une grande partie de la nuit : potion avec 30 centigrammes de sulfate de quinine.

11me jour. — La desquamation a commencé depuis la veille : bouillon.

12me jour. — Purgatif ; le lendemain, le malade se lève.

Nota. — 1 gramme 50 centigrammes de sulfate de quinine est donné, dans cette observation, au 6me jour, après une nuit ayant présenté : du délire pendant quatre heures, beaucoup d'agitation, beaucoup de chaleur, de céphalalgie, de constriction épigastrique, et après que l'éruption, commencée le 3me jour, devenue très-confluente le 4me, s'est développée dans la nuit du 5me au 6me, et a donné de larges vésicules pleines de sérosité limpide sur les mains. Voilà *l'accès* qui motive l'administration du sulfate de quinine.

La nuit du 6me au 7me jour est calme, parce que l'éruption reste stationnaire. A 4 heures, la fièvre revient, et l'on donne encore 1 gramme 50 centigrammes de sulfate de quinine en trois heures ; à 10 heures, des signes de surexcitation générale se manifestent : pouls, de 120 à 130 pulsations, devenu petit, faible et dépressible ; épistaxis depuis une heure, face congestionnée, délire très-fort, soubresauts des tendons, refroidissement des extrémités. Immédiatement 2 grammes de sulfate de quinine en deux heures ; le délire continue jusqu'à 4 heures, et, le matin, le malade est trouvé extrêmement fatigué, abattu, pouvant à peine soutenir la tête et les bras, la face pâle, décolorée, etc. Encore 1 gramme 50 centigrammes de sulfate de quinine. Nous n'hésitons pas à mettre en grande partie ces désordres sur le compte du sulfate de quinine, dont l'action a été secondée par les épistaxis qui ont aussi concouru, pour leur part, à la prostration du malade.

L'éruption pourtant n'a pas changé de caractère, elle n'est pas encore passée à suppuration, tout n'est donc pas fini. Le malade a pris, depuis la veille au soir 4 heures, jusque vers le milieu de la journée, 5 grammes de sulfate de quinine ; si tout accident n'est pas conjuré, il faut renoncer à la médication et déclarer, avec nous, qu'il n'y a pas d'accès. Eh bien ! à 8 heures du soir, le pouls se relève plus fort et plus dur que le matin,

il est à 110 pulsations ; la céphalalgie est plus intense ,
la constriction épigastrique a reparu , des crampes se
manifestent dans les avant-bras et dans les mains.
L'exacerbation devait fatalement revenir, car la suppuration, dans l'innombrable quantité de vésicules notées,
ne s'était pas encore faite. On se contente, ce soir-là, de
2 grammes de sulfate de quinine en frictions. Le malade
passe en d'autres mains.

La nuit du 9ᵐᵉ jour est calme, le malade dort ; il
est trouvé sans fièvre et dans un grand bien-être ; mais
les boutons ont blanchi depuis hier, et l'on n'a fait que
des frictions avec du sulfate de quinine ; ce jour-là, on
donne encore 50 centigrammes de médicament ; aussi,
vers le soir, la fatigue revient ; mais les boutons achè-
vent de blanchir ; enfin, après avoir pris encore 50
centigrammes de sulfate de quinine, le 10ᵐᵉ jour, le
malade touche à la guérison.

On le voit, dans cette remarquable observation, rien
n'égale l'impuissance du sulfate de quinine, si ce n'est
la tenacité du malade, la gravité de la maladie, et
l'obstination que l'on met à persévérer dans une médication tout au moins inutile. C'est donc ici un cas de
suette très-grave, mais très-grave, parce que l'éruption

est très-confluente, et que, dans ces cas-là, la période
éruptive peut offrir des accidents sérieux.

OBSERVATION XV (M. le docteur Duffut). — *Suette rémittente maligne.
Cas foudroyant.*

Scieur de long, 36 ans, sanguin, très-robuste, même
athlétique. Après avoir travaillé le matin du 18 Mai, et
avoir, à midi, mangé et bu avec ses amis, il est pris, à
2 heures, d'un violent mal de tête et d'un profond abattement; il se couche. A 4 heures, il présente l'état suivant:
il est couché sous un tas de couvertures, et dans une alcôve
dont l'élévation de température est intolérable; le médecin
fait cesser ces mauvaises conditions; mais le malade sue
très-abondamment: céphalalgie sus-orbitaire très-vive, constriction au larynx et à l'épigastre très-incommode, pouls
large, tendu, fréquent, à 85 pulsations; sclérotiques injec-
tées, yeux brillants, face vultueuse, animée; tout le corps
est d'un rouge vif, la respiration est régulière, mais entrecoupée, suspirieuse; vive inquiétude: 24 sangsues aux malléoles; faire couler long-temps; potion antispasmodique.

A 8 heures du soir, la sueur continue, pas d'éruption;
les symptômes encéphaliques paraissent diminuer; les sangsues coulent, pouls plus dépressible, l'épigastralgie continue,
oppression plus grande: cataplasmes laudanisés à l'épigastre,
vésicatoires aux cuisses.

19 Mai, 2ᵐᵉ *jour,* 6 *heures.* — Nuit sans sommeil, pouls
plus lent, plus mou; sur les côtés du cou, sur la face interne
des bras, sur les régions pectorales, taches limitées et d'un
rouge vif, sans élévation, s'effaçant sous la pression; plus
rien de particulier. *Comme moyen préventif,* 1 gramme sulfate de quinine dans une potion de 100 grammes par cuillerée d'heure en heure.

6 *heures du soir.* — Plus de constriction épigastrique,
retour de la céphalalgie que n'enlèvent pas deux épistaxis ; le
pouls est le même, les sueurs, quoique moindres, se soutiennent, et, dans plusieurs endroits, boutons de miliaire
rouge : sinapismes, potion antispasmodique.

20, 3me *jour,* 2 *heures du matin.* — Agitation extrême,
mouvements brusques ; le malade veut sortir de son lit,
quatre hommes ne peuvent le maintenir qu'avec beaucoup
de difficulté, il ramasse ses couvertures ; face animée, yeux
hagards, battements violents du pouls et des temporales,
plus de sueur, éruption effacée ; au bout de dix minutes à
peine, prostration et coma, pouls très-petit, rapide, filiforme
impossible à compter, plus de 125 pulsations ; peau brûlante,
sèche, mordicante : 2 grammes sulfate de quinine en lavements ; 1 gramme sur les vésicatoires, 6 vésicatoires ammo-
niacaux ; sinapismes. Le pouls paraît se relever un instant ;
mais 25 minutes au plus après l'intervention du médecin,
la mort arrive.

Nota. — Voilà un échantillon des plus remarquables
de la variété de suette grave que nous avons appelée
grave d'emblée. Nous avons donné un rapide aperçu de
cette variété que cette observation justifie assurément.
Que voyons-nous, en effet ? Un appareil symptomatique
formidable à la première heure ; tout est poussé à
l'excès : la céphalalgie, la sueur, la fièvre, la fluxion
tégumentaire. L'éruption a commencé dans la nuit du
1er au 2me jour, signe d'une immense gravité ; en outre,

l'éruption n'est constituée que par des taches. Le soir du 2me jour, elle essaie de se compléter, mais quelques vésicules seulement apparaissent ; les sueurs diminuent, et, dans la nuit, éclatent tous les signes de l'ataxie la plus indomptable.

Qu'on nous explique donc pourquoi, dans ce cas-ci, l'accès foudroyant n'a pas manqué de suivre une tentative d'éruption prématurément survenue, et pourquoi cette fatale solidarité ?

Nous ne comprenons pas l'étrange aveuglement qui a frappé tout le monde, alors et depuis, ou plutôt, nous le comprenons trop : des hommes de savoir et de mérite étaient venus de loin et de haut, et tout s'était effacé devant eux, les doutes comme les oppositions.

Ces réflexions que le souvenir de notre trop long entraînement nous arrache, ne sont pas à l'adresse de l'estimable confrère qui a si bien décrit le cas particulier que nous analysons, car il ne se méprend pas sur la gravité de la maladie, dans les cas analogues à celui-ci, et son illusion sur les effets du sulfate de quinine ne me paraît pas bien grande ; « toutes les fois, dit-il, que des accès malins ou insidieux se sont présentés chez des sujets jeunes encore, robustes, athlétiques, ils ont eu généralement une issue fatale, et, dans ces cas-là, quoique de durée plus ou moins longue, les mêmes vicissitudes, les mêmes caractères se sont présentés, traduisant un génie épidémique au-dessus de toutes les ressources de l'art. »

OBSERVATION XVI (M. Dunac). — *Suette miliaire.* — *Accès pernicieux et foudroyant.* — *Mort.*

Un homme de 46 ans, de robuste constitution, se couche bien portant, le 23 Mai, et se réveille, le 24 au matin, avec une sueur copieuse et quelques frissons, crampes légères dans les mains et dans les jambes, pas d'autres symptômes appréciables.

24, 1er *jour.* — La journée se passe dans le même état, c'est-à-dire sueur assez abondante, céphalalgie peu vive, pouls assez fréquent et développé.

25, 2me *jour.* — Nuit sans sommeil, malaise indéfinissable, céphalalgie peu intense, pouls à 76, peu dépressible, résistant ; moins de sueur ; partie antérieure du thorax et du cou rugueuses, très-congestionnées ; on dirait que l'éruption veut se faire : frictions sous les aisselles avec 2 grammes de sulfate de quinine.

Soir. — Rien de particulier ; pouls normal, à peine fréquent, peau chaude mais humide, sans aucune apparence d'éruption, seulement céphalalgie intense et défaillance d'estomac : continuer les frictions.

Vers minuit, accès très-violent et mort. 3 heures après, le cadavre était en putréfaction et présentait sur le corps de larges plaques ecchymotiques d'une couleur violette livide.

NOTA. — Qui croirait, dans ce cas et sur la foi de ce

que nous venons de voir, « que l'impulsion morbide
s'est opérée plus vivement sur les organes thoraciques
que chez la plupart des autres personnes atteintes de
suette rémittente? » Car « le trouble des fonctions du
cœur et des poumons a présenté le fait principal dans
les premières exacerbations. » C'est pourtant l'appréciation du Professeur Alquié ! Pour nous, ce cas-là est
un échantillon de ce que nous avons appelé suette grave
maligne.

OBSERVATION XVII (M. Bourlier). — *Suette rémittente.* — *D'abord
forme de congestion pulmonaire , puis céphalique.* — *Mort.*

Garçon de 24 ans, très-robuste, tempérament sanguin, pris,
le 24 Mai, d'un frisson général suivi de grande chaleur et de
sueur abondante , céphalalgie occipitale très-prononcée ;
à l'auscultation, râle crépitant, poumon engorgé sur un
demi-décimètre carré environ , point sensible au-dessus
du sein droit, crachats rouillés, accompagnés de toux douloureuse.

A 2 heures, le malade est visité par M. Alquié; il semble
dans le délire ; face fortement injectée, yeux hagards , crachats toujours rouillés , pouls dur, de 90 à 100 pulsations,
sueur abondante : potion avec 1 gramme 50 centigrammes
sulfate de quinine.

Soir. — Deux heures après la prise du sulfate de quinine,
grande exacerbation, un peu plus de calme à minuit, plus
d'expectoration, douleur de côté moindre, pouls à 85, toujours plein.

13, 2ᵐᵉ *jour.* — Le malade est calme, intelligence nette,

il ne souffre d'aucun endroit, la tête lui semble lourde, les pieds et les mains moins engourdis, langue rouge mais humide, pouls plein, à 85, sueurs très-abondantes; à l'auscultation, quelque peu de souffle tubaire et de râle crépitant, point d'expectoration : 1 gramme de sulfate de quinine. A midi, le malade est encore dans l'agitation causée par le remède, il ne se plaint de rien, cependant le pouls est à 90, plein et dur; à 3 heures, délire, pouls à 110, plein et dur; à 7 heures, même état : 1 gramme 50 centigrammes de sulfate de quinine; pouls plus petit, pupilles contractées: cataplasmes très-chauds sur les extrémités ; nuit très-mauvaise, le délire ne le quitte pas.

14, 3me *jour*. — Pouls petit, concentré, 130 pulsations, sueurs supprimées, face fortement injectée, tête brûlante, langue sèche; quatre hommes pour le tenir; mort à midi.

NOTA. — Le Professeur Alquié, reconnaissant ici un exemple des fortes congestions sanguines dont il a retrouvé les traces cadavériques, appelle les symptômes thoraciques une fausse inflammation des poumons, parce que « la toux n'était pas fréquente, les pommettes n'étaient pas colorées d'une manière particulière, les crachats pas nombreux, les râles crépitants pas très-sensibles ; parce que, enfin, la maladie n'était pas continue, mais semblait se reproduire avec les exacerbations. »

L'imagination du Professeur Alquié transforme ici complétement la maladie ; mais, avec les faits, il est aisé de rétablir la vérité. Sans nous occuper, on le comprend, de la coloration des pommettes, il faut admettre ici, ou renoncer à tout espèce de diagnostic, la présence d'une pneumonie, parce qu'aucun des signes physiques de cette maladie ne fait défaut, ni les râles crépitants, ni le souffle tubaire, ni les crachats rouillés. De plus, nulle part, dans l'observation, il n'est question de la diminution de ces phénomènes pendant les rémissions, qui ne sont dues, d'après l'observateur direct du malade, qu'à la cessation de l'exacerbation quinique. Il y a eu donc ici une véritable pneumonie, de peu d'étendue, il est vrai, mais certaine.

Que s'est-il donc passé? Un fait bien simple, selon nous, et qui prouve, ce que nous avons déjà avancé, que la suette, compliquant une autre maladie, se comporte comme si elle était seule. Ici, évidemment, pneumonie et suette ont débuté à peu près en même temps. Dans tous les cas, il est constant que la pneumonie a débuté avec le frisson général du 12 Mai au matin, puisque, dans cette même matinée, on constate du râle crépitant, de la douleur au-dessus du sein droit, un engorgement d'un demi-décimètre carré, et des crachats rouillés. La suette a-t-elle pour point de

départ ce jour-là ou la nuit suivante? Il est difficile de
le dire; toutefois, comme elle s'est terminée d'une
manière funeste avant l'apparition de l'éruption et vers
le milieu du 3me jour, et que nous savons, d'autre
part, que l'éruption, dans certains cas graves, se
développe prématurément, nous sommes en droit de
penser que la suette n'a pas débuté le 12. Dans tous
les cas, les sueurs deviennent très-abondantes le 13,
le 2me jour de la pneumonie, et les phénomènes fonctionnels, *mais non stéthoscopiques*, de cette dernière se
taisent.

Cela se comprend assurément, la marche de la pneumonie est suspendue, car le champ de bataille devait
désormais appartenir au plus fort, sinon au premier
occupant; la suette, malgré le sulfate de quinine, ou
peut-être à cause du sulfate de quinine, va tuer le
malade comme elle tue tous ceux qu'elle frappe vio-
lemment.

Pourtant, ce malade avait pris, chaque jour, du sulfate de quinine et 2 grammes 50 centigrammes, douze
heures au moins avant l'accès final. Ici donc, évidemment, suette grave d'emblée, compliquant une pneumonie avec exacerbations quiniques avouées.

OBSERVATION XVIII (M. Frémiet). — *Suette rémittente hémoptysique,
épistaxis. — Sulfate de quinine. — Guérison.*

Cette observation, très-écourtée, ne peut être prise en grande considération, attendu que nous n'avons aucun renseignement sur l'état du poumon. On donne 1 gramme 50 centigrammes de sulfate de quinine, le 2me jour, après une hémoptysie et une épistaxis, toutes les deux abondantes, et, le 4me jour, le malade est en pleine convalescence, après une deuxième épistaxis modérée.

OBSERVATION XIX (Le docteur Mailhes). — *Suette rémittente. — Sulfate
de quinine. — Pneumonie intercurrente. — Guérison.*

Femme de 29 ans. L'éruption n'apparaît que du 5me au 6me jour. Le 6me jour, l'observateur se contente de nous dire qu'il trouve la malade, à 8 ou 9 heures du soir, en proie à un accès qu'il se dispense de décrire, lequel dure jusqu'à minuit.

Le lendemain, 7me *jour.* — 1 gramme 50 centigrammes sulfate de quinine est donné.

Les 8me, 9me, 10me *jours.* — Les accès vont en décroissant. La desquamation a lieu, et le sulfate de quinine n'est plus administré le 10me jour.

Le 11me *jour.* — On ouvre une croisée voisine du lit de la malade ; elle se refroidit ; de la toux, de la fièvre, de l'oppression surviennent, et une pneumonie se déclare ; elle était guérie au bout de sept ou huit jours.

NOTA. — C'est ici un cas de suette bénigne à laquelle succède une pneumonie, et voilà tout.

OBSERVATION XX. — *Suette rémittente maligne, coliques excessives.* — *Sufate de quinine.* — *Guérison.*

C'est un cas de suette chez un émigrant qui rentre, à Pézenas, après l'épidémie, et que la peur saisit. Cette observation est très-incomplète.

OBSERVATION XXI (M. le docteur Péhéhaa). — *Suette rémittente* — *Accidents nerveux, troubles prolongés de l'intelligence.*

Cette perturbation des fonctions cérébrales n'est pas très-rare dans la suette; elle est une preuve de plus de la gravité de la maladie et de la nature nerveuse des accidents qu'elle présente.

Deux médecins et deux médications, saignées et purgatifs, se disputent le malade qui guérit pourtant. Nous ne rattacherons pas aux conséquences de cette lutte thérapeutique les troubles cérébraux survenus ici, puisqu'ils peuvent se produire en dehors de toute médication de ce genre. Assez d'accusations légitimes pèsent sur la saignée et le sulfate de quinine, pour que nous n'ajoutions pas d'inutiles et injustes récriminations.

Voilà toutes les observations que le Professeur Alquié a recueillies pour la démonstration de sa doctrine. Si, maintenant, nous le mettons en présence de M. Parrot, nous constaterons les différences suivantes :

M. Parrot n'admet pas de suettes graves sans complication de fièvre rémittente, attendu qu'il est très-
enclin à faire une fièvre rémittente de cette maladie
éruptive ; le Professeur Alquié, au contraire, n'admet
la fièvre rémittente que comme complication, et tâche
de justifier cette hypothèse par une autre, celle des
formes morbides.

M. Parrot fait cesser la fièvre d'accès au moment où
l'éruption s'établit, tandis que le Professeur Alquié,
si l'on en juge par les observations qu'il rapporte, ne
fait, le plus souvent, commencer la complication qu'avec
l'éruption.

M. Parrot aurait probablement, d'après cela, observé
plus souvent la variété grave d'emblée, et le Professeur
Alquié la variété grave pendant l'éruption. Que, si les
phénomènes graves paraissent se prolonger davantage
chez le Professeur Alquié, cela tient, selon toute apparence, à la variété qu'il a le plus observée d'abord,
et, peut-être ensuite, dans quelques cas du moins, à
la différence, dans le temps et la durée, de l'administration du sulfate de quinine. — M. Parrot frappait plus
fort et plus vite ; toutefois, ce dernier a mis beaucoup
moins d'art que son imitateur à dissimuler les effets du

médicament sur les organes des sens, car le Professeur Alquié ne parle jamais des troubles de la vue et de l'ouïe qui n'ont certes pas dû manquer, dans bien des cas. Il ne parle jamais non plus de la marche paroxytique propre aux phénomènes nerveux et à l'éruption : il en avait trop besoin pour constituer les accès pernicieux.

Quoi qu'il en soit, pas plus dans l'Hérault que dans la Dordogne, le sulfate de quinine, dans aucun cas de suette grave, n'a été manifestement antipériodique hyposthénisant ou sédatif. Il a produit, au contraire, plus d'une fois des excitations continues ou périodiques, peut-être même des phénomènes d'intoxication. Deux fois, il est vrai, nous avons rencontré, dans le travail du Professeur Alquié, la suette venant s'ajouter à des fièvres d'accès, mais nous avons montré son indépendance complète dans ces cas-là, comme dans un assez bon nombre d'autres présentés comme des suettes compliquées.

En achevant cette longue étude critique, peu intéressante, sans doute, pour ceux qui n'ont pas observé la suette, mais instructive peut-être pour tous ceux qui ont eu à lutter contre cette maladie, qu'on nous per-

mette encore de protester contre l'imputation possible
d'avoir été inspiré par toute autre intention que celle
de nous instruire par l'analyse de doctrines sérieuses et
des faits authentiques qui les appuient. On pourra,
certes, attaquer nos lumières et notre jugement, mais
jamais, nous l'espérons du moins, notre bonne foi. Ce
qui démontre, d'ailleurs, notre souci exclusif de la
vérité, c'est le soin que nous avons mis à commenter
toutes les observations rapportées par les auteurs que
nous critiquons ; nous ne pouvions, en effet, avec
quelques chances de succès, attaquer des traitements
que le temps et le savoir de ceux qui les avaient pré-
conisés, recommandaient au public médical, qu'en
accumulant nos preuves, c'est-à-dire des observations.
De la sorte, nous ne pourrons encourir le reproche
d'avoir choisi celles qui pouvaient nous être le plus
favorables.

Cette manière de procéder, quand on n'a pas plus
que nous le droit d'être écouté, était la seule qui pût
appeler l'attention et justifier la témérité de notre entreprise.

Avant de passer aux faits que nous apportons, person-
nellement, en preuve de tout ce que nous avons dit,

et bien que nous n'ayons aucune prétention à faire de notre œuvre un exposé complet de la suette, nous croyons utile de dire quelques mots sur le diagnostic et le pronostic de cette affection.

DIAGNOSTIC ET PRONOSTIC.

I. — Quand la suette règne épidémiquement, une erreur de diagnostic n'est guère possible, l'attention du médecin étant constamment en éveil ; mais quand elle se montre à l'état sporadique, ce qui est fort rare dans les localités où l'on n'a jamais, ou depuis fort long-temps, du moins, observé d'épidémie de miliaire, quelques difficultés peuvent se produire. Pour nous, elle n'est certes pas rare sous cette forme ; car, depuis l'épidémie de 1851, nous en avons observé, tous les ans, des cas nombreux. Il faut ajouter, du reste, que la maladie s'est, depuis lors, montrée plusieurs fois sous forme de petite épidémie.

Avant l'éruption. — La suette se présente, à l'observation du praticien, sous trois aspects différents : elle

15

est grave d'emblée, ou bénigne d'aspect, ou surajoutée à une autre maladie.

La suette grave d'emblée ne peut être confondue, selon nous, avec aucune autre maladie qu'avec une fièvre diaphorétique : qu'un médecin arrive, en effet, auprès d'un malade qu'a réveillé tout à coup, au milieu de la nuit, une sueur excessive, une grande fréquence du pouls, une chaleur vive à la peau, une oppression, une constriction épigastrique, des battements de cœur violents, une grande anxiété, il sera certainement dans l'embarras, s'il ne songe à la suette. Il pourra croire à l'existence d'une fièvre diaphorétique, cardialgique, ou gastralgique même, jusqu'à un certain point; car, pourtant, la différence des phénomènes nerveux péridia-phragmatiques est trop grande pour que l'erreur ne soit promptement dissipée. Dans la suette, en effet, c'est de la gêne, de l'embarras, de la difficulté plus ou moins pénible qu'éprouve le malade dans l'acte respiratoire, mais jamais une douleur violente, atroce et circonscrite, comme celle de l'accès pernicieux à forme névralgique. L'idée d'une fièvre diaphorétique devra s'effacer, à son tour, en présence des phénomènes que nous venons de caractériser et qu'on ne rencontre, *associés à une abondante exhalation cutanée,* que dans la suette ; d'ailleurs, la durée et la continuité de la fièvre et de la sueur viendront dissiper toute incertitude.

Quand la suette se présente sous un aspect moins alarmant, ce qui est heureusement très-commun, elle peut être confondue avec une foule d'états fébriles : la fièvre catarrhale, la fièvre gastrique, le rhumatisme, la fièvre rémittente, etc. Comme la fièvre catarrhale, elle est quelquefois précédée de courbature, de frissons ; comme la fièvre gastrique, elle s'accompagne parfois d'un état saburral ; comme le rhumatisme, elle peut débuter par des douleurs articulaires ; comme la fièvre rémittente, elle présente des exacerbations souvent régulières, et, comme toutes ces affections, une diaphorèse plus ou moins prononcée.

Ce qui permettra, dans l'immense majorité des cas, de soupçonner l'existence de la suette, c'est, d'abord, l'abondance relative de la sueur ; elle est, en effet, toujours en disproportion avec ce que l'on observe dans toutes les maladies que nous avons énumérées. Il faudra tenir compte ensuite de la présence des phénomènes nerveux déjà signalés, lesquels ne manquent peut-être jamais, mais qui sont souvent mal appréciés

et par le malade et par le médecin inattentif. A ces éléments de diagnostic s'ajoute un fait constant et d'une
importance réelle : c'est l'odeur qui s'échappe du lit du
patient. Cette odeur a été dite *rance* par les uns, de
paille pourrie par les autres ; elle nous a paru com-
parable à celle de la *moisissure*; elle est *sui generis*,
et doit être appelée *odeur de suette*. Évidemment, ce
n'est pas la faire connaître à ceux qui ne l'ont jamais
perçue ; toujours est-il qu'elle n'échappe jamais, qu'on
nous passe l'expression, à un nez qui la connaît déjà.
Elle suffit quelquefois, à elle seule, à mettre le médecin
sur la voie. Ainsi, il y a quelques jours à peine, nous
voyons, dans une maison d'éducation, une jeune fille
atteinte de rougeole; l'éruption avait entièrement disparu
de la face, et s'étendait largement sur le tronc, quand
nous fûmes, à notre visite du matin, surpris par l'odeur
qui s'échappait du lit de la malade ; après l'avoir exa-
minée, nous constatâmes sur tout le tronc une éruption
miliaire abondante; nous apprîmes alors qu'elle avait
transpiré assez abondamment pendant la nuit, et qu'elle
avait été plus agitée que de coutume. Cette éruption
fut bien une éruption miliaire surajoutée à une rougeole,
car elle se compléta sur les membres, et les vésicules

blanchirent et séchèrent, tout comme dans une suette régulière.

Quand la suette miliaire se produit dans le cours d'une autre maladie, elle frappe quelquefois à l'improviste et sans que son appareil symptomatique habituel soit bien évident. Dans ce cas, le diagnostic de la maladie, *avant l'éruption*, sera presque impossible, et l'apparition de vésicules nombreux et caractéristiques, quelquefois même seulement une terminaison funeste, si les téguments n'ont pas été examinés, viendront démontrer, surtout dans une localité frappée depuis peu de suette épidémique, toute l'importance qu'un peu de transpiration, un peu d'agitation pendant la nuit, peuvent prendre, si cette étrange maladie en complique une autre souvent très-bénigne.

Qu'on nous permette, à ce propos, le récit d'une observation intéressante, et qui prouvera ce que nous avançons :

C'était en Mai 1864, nous fûmes appelé auprès d'un jeune homme d'Amiens, très-impressionnable et de constitution délicate, voyageant depuis peu dans le Midi. Courbaturé depuis plusieurs jours, il s'arrêta, à Pézenas, le 9 Mai, avec tous les symptômes d'une fièvre catrrrhale gastrique, c'est-à-dire un peu de moiteur à la peau, de la fièvre très-modérée, la langue saburrale, et ayant eu deux ou trois selles liquides dans la journée. Nous le fîmes vomir, le lendemain, avec l'ipécacuanha, mais sans avantage marqué. Nous constations, le 3me jour, des gargouillements dans la fosse iliaque droite; le malade ne dormait pas; point de stupeur, cependant. Le 4me jour, nous crûmes remarquer un peu d'exacerbation dans l'après-midi, avec un pouls de 90 pulsations. Cette exacerbation se reproduisit, peu prononcée, du reste, les 5me, 6me et 7me jours, malgré 75 centigrammes de sulfate de quinine donnés le 5me et le 6me jour, et 1 gramme le 7me. Le 8me jour, la dose du médicament étant portée, dans la matinée, à 1 gramme 50 centigrammes, l'exacerbation parut manquer.

Ce jour-là, un ami du malade arriva de Montpellier avec son médecin, M. le docteur Bertrand, praticien que son mérite, son savoir et sa longue expérience placent au premier rang. — Il fut convenu que jusqu'à nouvel ordre, vu l'état du tube digestif, le malade serait tenu en observation. Une potion calmante, avec quelques centigrammes de lactucarium, fut prescrite.

Le médecin-consultant visita le malade pendant la

nuit, et resta près de lui une grande partie de la matinée du lendemain. Rien de particulier ne fut noté, et rien surtout qui pût faire soupçonner une rémission importante. — Bouillon de pois-chiches, bière pour boisson. — La journée se passe convenablement : le malade joue aux cartes avec son frère, arrivé d'Amiens le jour même.

La nuit du 9me au 10me jour est, comme toutes les autres, sans sommeil ; mais la moiteur habituelle est remplacée par une sueur assez marquée, et nous constatons, le matin, un peu plus d'inquiétude, mais moins de dévoiement et de gargouillements.

Dans la nuit du 10me au 11me jour, il y eut encore de l'inquiétude et de la sueur ; le matin, les symptômes abdominaux avaient disparu, mais nous découvrions, d'abord sur les mains, puis sur les avant-bras et le tronc, une éruption miliaire des mieux caractérisées. Nous prévînmes le frère du malade du danger que courait ce dernier, et de la nécessité qu'il y aurait de reprendre l'administration du sulfate de quinine dans l'état où quelque chose d'intermittent reparaîtrait (nous n'avions pas, à cette époque, entièrement renoncé à la médication quinique). — Boissons tièdes et bouillons gras. — La journée se passa bien. Dans la nuit du 11me au 12me jour, le malade fut très-inquiet, et nous trouvâmes, le matin, l'éruption beaucoup plus abondante que la veille, mais rien qui pût nous faire pressentir une catastrophe prochaine. — A 5 heures du soir, la sueur se supprime, l'éruption s'affaisse, le malade est pris d'une grande agitation, d'une soif intense, de besoins fréquents d'uriner qui se font sentir aussitôt que les liquides ingérés arrivent dans l'estomac. Quelques paroles incohérentes suivent de près ces désordres ; puis viennent le délire, les soubresauts des tendons, le coma et la mort : elle eut lieu à 2 heures du matin.

Ce qui nous fit, dans ce cas-ci, reconnaître la maladie qui était venue s'ajouter à une fièvre typhoïde légère, ce fut la présence des vésicules caractéristiques sur les mains, alors que nous ne songions nullement à cette complication, chez ce malade surtout que sa qualité d'étranger aurait dû préserver ; et si ces vésicules n'avaient été aperçus à temps, cette mort rapide serait restée peut-être inexpliquée pour nous.

Après l'éruption. — Le diagnostic de la suette n'est plus douteux. La scarlatine cependant, qui s'accompagne

quelquefois d'un soulèvement épidermique vésiculeux,
pourra être prise pour la suette; mais indépendamment
de la présence de l'angine dont l'intensité dépassera
toujours le très-léger mal de gorge que donne quelquefois la suette, on retrouvera la coloration caractéristique de la peau. — Du reste, les moyens thérapeutiques à opposer à ces deux maladies, dans un cas
sérieux, sont pour nous les mêmes.

Une autre affection peut être prise aussi pour la
suette par des observateurs peu attentifs ou peu fa-
miliarisés avec cette dernière : c'est l'eczéma aigu géné-
ralisé, soit *simplex*, soit *rubrum*. Cette maladie n'est
pas très-rare, surtout chez les enfants; mais les symptômes aigus et généraux qui l'accompagnent sont à peu
près nuls, et les phénomènes nerveux épigastriques
absents. D'ailleurs, l'inflammation de la peau, quand
elle existe, est beaucoup plus marquée que dans la
suette, et les vésicules, beaucoup plus petites et plus
rapprochées, passent à suppuration plus rapidement,
et en plus grand nombre.

II. — Le pronostic de la suette est difficile à établir, en ce sens que le cas en apparence le plus bénin

peut se terminer par la mort, au moment où on s'y attend le moins. En dehors de ces cas, une grande intensité dans les symptômes habituels de la maladie est chose de fort mauvais augure. Ainsi, un pouls qui dépasse 100 pulsations, une sueur excessive, une insomnie opiniâtre, une chaleur et une agitation violentes, une rougeur érythémateuse intense, une constriction épigastrique très-prononcée, la confluence de l'éruption, l'apparition de celle-ci avant le 3me jour, le pressentiment d'une fin prochaine, sont des signes très-inquiétants. La disparition subite de la sueur, l'affaissement rapide de l'éruption, la fréquence et l'abondance des urines, et le délire surtout, sont des signes de mort prochaine.

Nous venons de noter, comme aggravant le pronostic, le besoin fréquent d'uriner survenu tout à coup. Ce signe est-il constant? Nous ne saurions le dire, car il n'a attiré notre attention que depuis peu, et personne ne l'a remarqué avant nous. Nous pouvons affirmer, dans tous les cas, l'avoir plusieurs fois rencontré au milieu des autres avant-coureurs de la mort.

Nous mentionnerons enfin comme devant ajouter à l'incertitude du pronostic, la vigueur et la jeunesse du sujet, à quel sexe qu'il appartienne. De plus, chez la femme, la période menstruelle constitue non-seulement une prédisposition à la maladie, mais encore une condition défavorable à une heureuse terminaison.

TRAITEMENT

PAR

LES BAINS TIÈDES AIDÉS DE L'ALIMENTATION.

Depuis long-temps notre conviction était faite à propos de l'impuissance et des inconvénients des émissions sanguines, et de l'insuffisance des vomitifs ; nous avions cependant encore conservé quelque foi dans le sulfate de quinine ; non que nous eussions obtenu, comme nous l'avons déjà dit, de son emploi, des résultats certains, mais parce que, depuis 1851, nul autre moyen n'était employé autour de nous, et que, sans lui, nous nous serions cru entièrement désarmé au lit du malade. Aussi, dans une note que nous adressions à M. le Professeur Dumas, de Montpellier, en Novembre 1864, après une épidémie de suette que nous avions observée à Montagnac et à Alignan, admettions-nous encore une forme rémittente, tout en constatant que le sulfate de quinine était loin de réussir habituellement, même quand une rémission manifeste se présentait dans les symptômes, et que conséquemment la suette, telle que nous l'avions observée depuis quatorze ans, était, pour nous, fort peu attaquable par les moyens employés jusque-là.

Nos doutes touchaient donc de bien près à la négation sur les effets du sulfate de quinine dans cette fièvre exanthématique, quand, vers la fin de Janvier 1866, elle reparut épidémiquement à Alignan. C'est alors que, renonçant à la médication usitée, nous eûmes recours aux bains tièdes.

Ce qui nous avait conduit à l'emploi des bains, c'est : 1° l'essentialité des phénomènes nerveux qui caractérisent la suette ; 2° sa nature maligne et asthénique, qui devait éloigner l'idée de tout moyen énergique débilitant ; 3° la certitude de l'absence habituelle de toute condition d'impaludation.

Deux indications fondamentales découlaient de cette manière de voir : il fallait apaiser les troubles nerveux généraux, et soutenir les forces de l'organisme attaqué.

Ces indications étaient certaines, incontestables, se rattachant, d'ailleurs, étroitement l'une à l'autre, et ne pouvant jamais se contredire ; car, soutenir les forces, c'est prévenir les troubles nerveux que leur perte occasionne, et empêcher ou modérer les troubles nerveux, c'est ménager la résistance vitale. — La formule du traitement de la suette se résume donc, pour nous, dans ces deux mots : *Sédation* et *Alimentation*.

Par alimentation, nous entendons l'usage du bouillon gras, régulièrement donné au malade, avec un peu de vin pur ou d'eau rougie, malgré la fièvre, malgré l'excitation générale, malgré même l'inappétence, phénomène beaucoup plus rare qu'on ne pense ; car, dans les premiers jours surtout, la plupart des malades demandent de la nourriture. Une seule chose peut faire retarder, d'un jour ou deux au plus, l'administration du bouillon : c'est un état bilieux ou saburral des premières voies, qu'on observe rarement, du reste ; mais l'administration immédiate de l'ipécacuanha comme vomitif permettra bientôt de commencer l'alimentation.

Par sédation, nous entendons l'apaisement des désordres nerveux généraux, comme nous venons de le dire, mais obtenu sans *débiliter*, *prostrer* ou *per-*

turber les forces de l'organisme, effets fâcheux que la maladie produit d'une manière très-marquée.

Or, nous l'avons vu, la suette est caractérisée par une exagération de la sécrétion sudorale et de la calorification, une inflammation cutanée spéciale, et, par-dessus tout, un éréthisme nerveux général ; la suette peut donc être traitée par les bains tièdes, car les bains, à cette température, diminuent la chaleur et la sueur, modèrent la circulation, atténuent l'inflammation tégumentaire, calment les troubles nerveux, facilitent le développement de l'éruption, et provoquent le sommeil, cet antispasmodique par excellence.

Ce dernier effet, si important et si salutaire, s'est produit d'une manière constante dans tous les cas que nous avons observés.

Outre ces avantages, les bains tièdes, moyen fort simple et fort inoffensif assurément, ne troublent en rien, comme certaines médications internes, les fonctions de l'estomac, et permettent l'alimentation, conditions aussi essentielles, pour nous, que les saines prescriptions hygiéniques sur lesquelles a tant insisté Foucart.

La diète rigoureuse, que la routine commande dans toutes ou à peu près toutes les maladies aiguës, nous paraît, dans ce cas-ci, complétement hors de mise, quel que soit l'appareil réactionnel que présente le malade. Comme reconstituant des forces qui disparaissent si rapidement dans la suette, le bouillon est le seul remède possible. N'est-il pas, d'ailleurs, le premier et le plus sûr des antispasmodiques ?

Le traitement que nous conseillons a-t-il été employé avant nous ?

Voici ce que nous savons, à propos de suette, sur les bains, lotions, aspersions ou applications froides.

Il paraît, d'après M. Rayer, que Marteau, dans son Traité des bains d'eau douce, s'appuyant sur l'expérience de Goulez de la Motte, recommandait les bains généraux dans le traitement de la suette.

« Quelquefois, dit aussi M. Rayer, on a eu recours aux bains de siége ou aux bains généraux pour calmer des irritations abdominales qui se prolongeaient pendant la convalescence dont elles augmentaient la durée. Je ne sache pas qu'on ait eu recours aux bains tièdes pour rappeler l'éruption à la peau, ainsi qu'on le pratique quelquefois, avec avantage, dans d'autres maladies éruptives. Outre la difficulté qu'on aurait eu à faire préparer un bain, le peu d'habitude que les habitants de la campagne ont de ce moyen curatif les aurait empêchés de croire à son efficacité. »

« Schall et Hessert, dans l'épidémie du Bas-Rhin, assurent avoir retiré de bons effets des lotions et des aspersions d'eau froide. M. Girard, de Beauvais, a rapporté à M. Pariset qu'il avait fait cesser les spasmes et les anxiétés épigastriques qui précédaient l'éruption miliaire, en appliquant, à plusieurs reprises, des linges froids sur la région épigastrique (1). »

Foucart, de son côté, dit que M. Langlet, employant les mêmes moyens que M. Girard, avait obtenu les mêmes résultats (2).

Enfin M. L. Turck a employé les bains émollients dans un cas de miliaire très-grave, rhumatismale, avec délire et fièvre intense, chez un jeune homme de 27 ans (3).

On le voit, la méthode que nous préconisons n'est pas sans quelques précédents dans le traitement de la

(1) Rayer, p. 414.
(2) Foucart, p. 234.
(3) Gintrac, t. IV, p. 623.

suette, mais le peu que nous savons des essais qui en ont été faits ne nous permet pas de pousser plus loin notre appréciation.

Du reste, si nous avions encore besoin de justifier notre manière de traiter la suette, invoquant une incontestable analogie, nous n'aurions qu'à puiser à pleines mains dans les précieuses leçons de M. le Professeur Trousseau sur la scarlatine, et à montrer les résultats satisfaisants que donnent les affusions froides contre les accidents graves de cette dernière. Les affusions, en effet, calment la chaleur à la peau, font tomber la fréquence du pouls, diminuent les sécrétions exagérées dépendant des troubles de l'innervation ganglionnaire, et facilitent le développement de l'éruption (1).

Dans la même maladie, M. O'Ferral, cité par Graves, déclare « que les lotions tièdes lui ont paru préférables aux applications froides, parce que les premières produisent des effets sédatifs de plus longue durée, le mouvement fébrile et la sensation pénible d'ardeur à la peau ne reparaissant pas aussi promptement que lorsqu'on employait les liquides froids (2). »

(1) Trousseau. Clinique méd., etc., 1re édit., t. I, p. 30.
(2) Graves, p. 417.

Des lotions tièdes de M. O'Ferral aux bains tièdes,
il n'y a pas bien loin, et ce n'est pas trop prétendre
que d'espérer davantage de ces derniers, vu la plus
longue durée de leur action. Nous sommes, d'ailleurs,
d'autant plus porté à accorder la préférence aux applications tièdes, que, dans les cas dont il s'agit, on ne
demande à tous ces moyens que de la sédation pure,
et que la réaction qui suit les affusions froides n'est
nullement désirable ; nous avons vu, enfin, tous les
symptômes que l'illustre Clinicien de l'Hôtel-Dieu de
Paris combat par ce moyen, céder, dans la suette,
comme nous le prouverons, à l'usage des bains tièdes
méthodiquement employés. Du reste, ce que peut faire
impunément un praticien de la taille de M. le Professeur
Trousseau n'est pas possible pour tout le monde, et,
quel que soit le degré de confiance dont jouisse un
médecin, il persuadera difficilement, même aux plus
dévoués, qu'on puisse, sans danger aucun, arroser
d'eau froide un malade tout inondé de sueur. Nous
savons, quant à nous, ce qu'il nous a fallu de résolution et de volonté, pour obtenir que nos premiers
malades fussent mis au bain.

Formulons maintenant en peu de mots notre manière d'employer les bains tièdes , ou plutôt de traiter aujourd'hui la suette.

Toutes les fois que nous arrivons auprès d'un malade que nous croyons atteint de cette maladie , s'il existe un embarras des premières voies , nous administrons un vomitif; dans le cas contraire, nous prescrivons d'emblée, toutes les trois ou quatre heures, du bouillon et du vin ; si nous avons commencé par un vomitif, nous retardons quelquefois, jusqu'au 2me jour , l'administration du bouillon.

Dans tous les cas , le malade boit à sa soif une infusion ou une boisson quelconque à la température de la chambre.

Si la céphalalgie , si la constriction épigastrique sont vives , on applique de temps en temps, sur les extrémités ou à l'épigastre , des cataplasmes chauds ou sinapisés.

Quelquefois nous prescrivons une potion antispasmodique des plus inoffensives.

Après cela , nous attendons , ne promettant jamais la guérison, quelle que soit la bénignité des symptômes. — Si des accidents foudroyants éclatent, nous nous résignons à voir périr le malade, attendu que , dans ces cas-là, la maladie a été inutilement combattue jusqu'ici.

Si le cas est grave d'emblée, si l'appareil symptomatique formidable qui le caractérise se montre dès les premières heures, dès les premières heures aussi devront être essayés les bains tièdes , car la mort est prochaine, et l'on ne saurait trop se hâter.

Mais dans les cas moins rapidement mortels, si, avant, pendant ou après l'éruption, arrive de la chaleur vive, de l'inquiétude, de l'agitation continue ou paroxytique, nous prescrivons immédiatement un bain tiède de demi-heure, *que l'on répétera, dans les 24 heures, deux, trois, quatre fois et plus, s'il le faut, dans le but de calmer, chaque fois qu'ils se reproduisent, les phénomènes nerveux* signalés.

Après une première épreuve, du reste, les effets produits sont tels, que nous avons vu tous les malades réclamer de nouveau le bain avec une insistance irrésistible ; ce besoin instinctif devra donc quelquefois être pris pour guide.

Pendant que le malade est dans l'eau que l'on maintient à une température agréable, *mais jamais élevée de manière à donner au patient une sensation de cha-*

leur, l'on change ou l'on sèche tout ce qui constitue sa couche.

Après une demi-heure environ, le malade est essuyé avec soin et remis dans son lit très-légèrement chauffé ; quelques instants après, on lui donne du bouillon et du vin.

On recommence le même moyen jusqu'à extinction complète des accidents graves, ou même des sensations pénibles de chaleur et d'excitation éprouvées par le malade, et cela sans tenir compte ni de la céphalalgie, ni de la fièvre, ni de la sueur, ni de la menstruation chez la femme.

Quand la fièvre est tombée, ce qui arrive du 6me au 8me jour ordinairement, nous donnons, si le ventre ne se lâche pas spontanément, un purgatif huileux : l'huile de ricin, par exemple, dans du chocolat à l'eau ; le goût nauséabond du médicament est ainsi parfaitement masqué.

La suette se développant dans le cours d'une autre maladie, devra toujours, croyons-nous, être traitée de la même façon, quand les accidents graves qui lui sont propres menaceront la vie du malade.

Voici dans quelles circonstances se sont produites nos premières observations :

Du 18 Janvier au 22 Février 1866 régna, pour la deuxième fois depuis cinq mois, dans la petite commune d'Alignan, une épidémie de suette : vingt-un cas se montrèrent dans ce court espace de temps. A la même date, deux cas très-graves se produisirent dans le village de Caux, situé à quelques kilomètres d'Alignan, et l'un de ces cas, observés par nous, mérite, à plus d'un titre, d'être rapporté ; l'autre se termina par la mort, après avoir été traité par le sulfate de quinine à haute dose.

Sur les vingt-un malades de la commune d'Alignan, nous en avons observé quinze directement : sur ces quinze malades, cinq cas graves se sont montrés, et tous les cas ont guéri ; l'un a été traité par le sulfate de quinine administré comme toujours, et sans autres effets que ceux tant de fois signalés, et les quatre autres ont été traités par les bains tièdes. Les dix malades restant n'avaient pris, pour tout traitement, qu'un vomitif quelques-uns, et tous du bouillon et du vin. Il avait été prescrit à deux par complaisance, tout-à-fait au début de l'épidémie, du sulfate de quinine à petite dose.

Quant aux six autres cas non observés par nous,

sur lesquels nous avons été renseigné par M. Sicard, médecin ordinaire de tous les malades, et qui se sont terminés par la mort, l'un n'avait pris qu'un vomitif, un autre avait été traité par l'émétique à haute dose, et les quatre autres avaient pris du sulfate de quinine.

Depuis cette époque, nous avons observé, à Alignan, à Vailhan et autour de nous, quatre autres cas de suette grave traités par la même méthode, ce qui porte le nombre de nos observations personnelles à neuf. Nous parlerons, en outre, de trois autres cas de suette grave traités par les bains tièdes, dont deux avec succès. Le troisième, sur lequel nous n'avons que des renseignements incomplets, est encore, malgré sa terminaison funeste, une preuve de l'utilité du traitement mis en usage.

Nous allons exposer, en détail, sept de nos observations, comme offrant chacune un intérêt particulier ; quatre d'entre elles ont reçu, du reste, le contrôle de confrères désintéressés dans notre cause, et qui nous avaient fait l'honneur de nous appeler en consultation ou de nous assister.

OBSERVATION I. — *Suette grave pendant l'éruption.* — *Traitement commencé par le sulfate de quinine.* — *Bains tièdes.* — *Guérison.*

Femme Nancie Vidal, 25 ans, tempérament sanguin, constitution remarquablement belle. 16 Février. La malade sue abondamment depuis trois jours ; elle a pris un vomitif le 1er jour ; la nuit du 2me au 3me a été marquée par de l'agitation, de l'inquiétude, de la constriction épigastrique intenses. M. Sicard prescrit 1 gramme de sulfate de quinine.

Dans la nuit du 3me au 4me jour, insomnie comme la veille, agitation plus marquée ; dans la matinée, on constate une éruption très-abondante, et l'on donne 1 gramme de sulfate de quinine.

Appelé vers le milieu de la journée (16 Février), nous trouvons la malade dans l'état suivant : face animée, très-inquiète, agitation très-grande, sensation générale de chaleur brûlante, peau chaude et sèche, plus de sueur, éruption livide et affaissée dans la partie postérieure du tronc, constriction épigastrique violente, oppression insupportable, céphalalgie modérée, intelligence saine, pouls peu développé, sans résistance, régulier pourtant, à 130 pulsations. On s'apprête à donner les derniers sacrements à la malade.

M. Sicard trouve que l'état s'est aggravé depuis la dernière dose de sulfate de quinine.

A juger ce cas-ci d'après ce qui se passe habituellement chez tous les malades qui succombent, la mort est prochaine. Nous proposons, et la famille accepte, comme moyen extrême, un bain tiède de demi-heure, si la malade peut le supporter, donné auprès du lit : infusion aromatique au sortir du bain, bouillon et vin demi-heure après ; renouveler le bain, dans la soirée, si la malade s'en trouve bien.

17. 5me *jour, 10 heures du matin.* — La malade a pris trois bains, depuis hier 2 heures. Calme parfait, sommeil réparateur après chaque bain, plus de chaleur vive à la peau, plus d'oppression ; à peine, par intervalles éloignés, un peu de constriction épigastrique ; l'éruption s'est relevée ; pouls à 110, épistaxis légère : bains le soir, si le bien-être tend à diminuer, bouillon et vin toutes les trois heures.

18. 6me *jour.* — Bains hier soir. Encore un peu d'épistaxis dans la nuit, mais sommeil prolongé ; l'éruption a pris un grand développement, elle est très-confluente ; la peau est bonne ; légère moiteur, pas de ·chaleur. La malade demande encore les bains avec insistance ; les règles ont paru : deux bains dans la journée, bouillon et vin.

19. 7me *jour.* — La malade est parfaitement calme ; elle a dormi une partie de la nuit, le pouls est tombé à

80 pulsations ; l'éruption suit sa marche habituelle ; quelques vésicules blanchissent, d'autres s'effacent ; la menstruation continue ; quelques bouffées de chaleur de temps en temps encore : bain réclamé et accordé, bouillon et vin augmentés.

20. 8me *jour*. — La malade mange une côtelette, et se lève quelques instants.

Nota. — La maladie a débuté le 12 ; il y a eu, ce jour-là, un mort ; le 15, il y en a eu deux, et c'est du 15 au 16 que l'état de la malade est devenu très-alarmant. Le 20, il meurt encore un malade, et deux le 21. Ce cas-là s'est donc montré au moment le plus critique de l'épidémie.

Un mois après, ayant eu l'occasion de revoir cette malade, nous avons appris que sa convalescence n'avait présenté rien de particulier, et que les fonctions digestives surtout s'exécutaient parfaitement. Les forces, non encore tout-à-fait revenues, laissaient pourtant peu de chose à désirer.

Observation II. — *Suette grave pendant l'éruption.* — *Troubles de l'intelligence.* — *Bains tièdes.* — *Guérison.*

Louis Castelbon, d'un tempérament sanguin, d'une constitution très-vigoureuse, est pris, le 16 Février, à la suite d'une bronchite légère, de chaleur et de sueur peu intenses ; pouls de 90 à 100 pulsations, soif modérée , constriction épigastrique marquée.

2me *et* 3me *jours.* — Même état ; le malade sue ; l'éruption commence à la fin du 3me jour : bouillon et vin.

Dans la nuit du 3me au 4me jour, agitation vive.

4me *jour.* — Constriction épigastrique et oppression presque constantes , chaleur brûlante à la peau , cessation de la sueur, éruption très-abondante , pouls à 130 pulsations : deux bains tièdes dans la journée de demi-heure , bouillon et vin.

5me *jour.* — Calme très-marqué, peau moins chaude , sommeil après le bain ; l'éruption se développe largement : mêmes prescriptions.

6me, 7e *et* 8me *jours.* — Même état ; le pouls est toujours au-dessus de 100 pulsations ; les bains calment toujours la chaleur à la peau et l'excitation générale ; sommeil réparateur assez prolongé ; éruption très-abondante à vésicules très-développées. Nous remarquons , avec inquiétude , la persistance de la fièvre , l'abondance , le développement inusité de l'éruption et son entière limpidité : mêmes prescriptions , c'est-à-dire deux bains, du bouillon et du vin.

9me *jour*. — Deux heures après midi : d'après le récit de M. Sicard, le malade a été pris de beaucoup d'inquiétude et de peur ; la nuit a été moins bonne ; il a peu dormi et n'a pas réclamé son bain, comme d'habitude, ce matin.

A 10 heures, la chaleur à la peau a augmenté, le pouls s'est élevé, l'inquiétude a pris des proportions très-grandes. Nous constatons l'état suivant : beaucoup d'étonnement dans le regard, affaissement des traits du visage., réponses très-lentes, hésitantes, par monosyllabes ; la déglutition paraît impossible ; il garde le liquide dans la bouche pendant plusieurs minutes, et le laisse échapper sans conscience. Il répond à grand'peine, et par signes, qu'il ne souffre nulle part; tous les membres sont agités d'un tremblement convulsif; la peau est chaude et sèche; le pouls régulier, assez résistant, donne 130 pulsations ; la respiration est régulière et sans fréquence exagérée : un bain immédiatement.

Nous revoyons ce malade demi-heure après; il s'affaissait, nous dit-on, dans le bain d'où il a été retiré après douze ou quinze minutes ; nous le retrouvons dans le même état mental ; il ne peut pas mieux avaler ; si l'on remplit sa bouche de liquide, il a des efforts de vomissements, et le liquide est aussitôt rejeté ; le pouls est tombé à 110, il est parfaitement régulier ; la peau a perdu sa chaleur, le tremblement qui agitait les membres a disparu, la respiration est excellente, le malade reste en supination.

L'éruption est toujours très-abondante et très-belle, beaucoup de vésicules se troublent : sinapismes aux extrémités, bouillon et vin, si on le peut.

10me *jour*. — Hier soir, à 8 heures, le malade est sorti de sa stupeur, il a bu facilement et dormi après le bain ; il est actuellement fort calme ; le pouls est à 90 pulsations au plus, mais il reste encore, dans l'expression de la face, beaucoup d'étonnement et d'incertitude. Il ne se souvient pas de nous avoir vu la veille ; il a vu, dit-il, extrême-onctionner quelqu'un, mais il ne sait qui ; il ne peut encore mettre de l'ordre dans ses idées ; les vésicules se flétrissent : bouillon plus copieux.

11me *et* 12me *jours*. — La convalescence s'établit assez franchement. Le malade demande des aliments solides ; le pouls est à 70.

Nous avons revu deux fois le malade dans la première quinzaine de Mars ; il est profondément amaigri ; les forces reviennent, grâce à l'intégrité parfaite des organes digestifs ; il a un peu d'infiltration autour des malléoles ; il est tr ès-impressionnable au froid , et la desquamation se fait par grands lambeaux épidermiques ; il ne peut encore se rendre compte de ce qui s'est passé chez lui, au 9me jour de la maladie.

Castelbon, que nous avons souvent revu, n'a repris que très-lentement son énergie ; il est long-temps resté irritable , agité pendant la nuit. Par moments , nous disait sa femme un jour, il n'a pas ses bonnes idées.

Nota. — La veille du jour où Castelbon est tombé malade , il y a eu deux morts ; il était en pleine éruption le 20 et le 21 , quand les trois derniers cas de mort se sont produits.

Des deux autres malades d'Alignan traités par les bains tièdes , l'un est tombé malade le 16, les accidents se sont aggravés le 20 (un mort ce jour-là, et deux le lendemain) ; l'autre, frappé le 19, a vu s'aggraver les accidents le 22 (deux morts la veille). Nous ne donnons pas ces deux observations en détail, parce que , un peu moins graves que les deux précédentes, elles n'offrent de l'intérêt qu'au point de vue du résultat.

On le voit, cinq cas graves nous sont échus sur

quinze cas de suette, et des quatre que nous avons
traités par les bains tièdes, pas un seul n'est pris en
dehors du moment le plus sérieux de l'épidémie. Le
cinquième, qui a été traité par le sulfate de quinine,
avait débuté le 29 Janvier, et était guéri le 5 Février.
Tous les cas de mort ont eu lieu du 12 au 21.

OBSERVATION III. — *Suette grave pendant l'éruption.* — *Bains tièdes.* —
Guérison. — (Traitement commencé par le sulfate de quinine.)

Le 17 Février, nous fûmes appelé à Caux, village
situé à 5 ou 6 kilomètres d'Alignan, auprès d'une jeune
fille de 19 ans, d'une assez forte constitution. Elle était
au 3me jour d'une maladie caractérisée, au début, par
d'abondantes sueurs, une chaleur intense, de l'oppression et de la constriction épigastrique, etc. Dès la
première nuit, ces accidents se sont aggravés pour se
calmer dans la journée d'hier et revenir très-intenses,
la nuit dernière, au rapport de M. le docteur Lebou-
telier.

Quelques jours auparavant, notre confrère avait vu
périr un jeune et vigoureux malade de la suette, malgré
l'administration, en deux jours, de 3 grammes de
sulfate de quinine.

La jeune malade pour laquelle nous sommes appelé,

a pris également 3 grammes de sulfate de quinine en trente-six heures. Elle est actuellement, 8 heures du matin, dans l'état suivant : agitation très-grande, *facies* exprimant la terreur, sentiment de chaleur extrême, oppression considérable, constriction épigastrique très-prononcée, point de sueur, peau brûlante et sèche, pouls à 168 pulsations, concentré, faible, inégal ; surdité et troubles de la vue très-marqués, céphalalgie assez intense. La malade a été extrême-onctionnée. Il ne manque à ce tableau, pour pouvoir prédire la mort en trois ou quatre heures au plus, que du délire.

Évidemment, le sulfate de quinine ne peut être continué : l'action de ce remède sur le cerveau est assez évidente pour qu'on ne puisse douter de sa puissance toxique. Je propose les bains tièdes qui avaient réussi, la veille, à Alignan, puis du bouillon et du vin toutes les trois heures.

5 *heures du soir*. — La malade est très-calme ; plus d'agitation ; plus d'oppression ; spasme épigastrique très-modéré, pouls à 130 pulsations, régulier et plus développé ; peau humide et chaleur bien moindre.

La malade a déjà pris deux bains de demi-heure chacun, le premier à 9 heures, le second à 3, quand l'agitation et la chaleur tendaient à se reproduire. Elle a dormi après le premier bain ; au sortir de la baignoire, son pouls ne donnait plus que 130 pulsations. Elle voudrait, nous dit-elle, être toujours dans l'eau. L'éruption commence à paraître sur le haut de la poitrine et les avant-bras; les règles ont paru. Malgré cela, les bains seront renouvelés à la moindre agitation.

4ᵐᵉ *jour*, 9 *heures du matin*. — La nuit a été bonne, grâce à deux bains pris l'un à 10 heures du soir, et l'autre à 4 heures du matin. Sommeil assez prolongé et réparateur; les règles continuent; l'éruption se développe abondante et belle, la peau est tempérée et moite ; la jeune malade est on ne peut plus heureuse : 2 bains dans la journée, bouillon et vin.

5ᵐᵉ *jour*. — L'éruption est complète, le pouls ne donne plus que 100 pulsations, *ut suprà*.

6ᵐᵉ *jour*. — Quelques vésicules blanchissent, la malade est très-calme, le sommeil a duré presque toute la nuit, la peau n'est plus chaude, le pouls est à 80. Les bains ne seront repris que si la chaleur à la peau et l'agitation se reproduisaient : bouillon et vin.

L'état de la malade est très-satisfaisant; nous la laissons entièrement aux soins de son médecin ordinaire.

Du reste, trois ou quatre jours après, elle était en pleine convalescence.

NOTA. — Qui oserait, dans ce cas-ci, attribuer au sulfate de quinine d'autres effets que des effets désastreux ?

L'observation suivante de suette sporadique, moins grave que celles que nous venons de rapporter, n'en est pas moins intéressante, en ce sens qu'elle prouve, une fois de plus, que, quelle que soit la bénignité des symptômes, l'apparition prématurée de l'éruption est un signe certain de sa confluence, et fréquemment, sinon toujours, l'annonce d'accidents graves. Elle montre, en outre, la marche paroxytique ordinaire des éruptions abondantes.

OBSERVATION IV. — *Suette grave au moment de l'éruption. — Bains tièdes. — Guérison.*

Théron, 26 ans, tempérament sanguin, très-vigoureux, courbaturé depuis trois jours, se couche, le 25 Avril au soir, avec un frisson de demi-heure, suivi de chaleur et de sueur.

Le 26. 1er *jour.* — Nous le trouvons dans l'état suivant : céphalalgie modérée, chaleur vive, sueur abondante, l'une et l'autre sans exagération ; langue naturelle, pouls plein, modérément développé, à 100 pulsations : bouillon et vin.

2me *jour*. — Le malade a un peu dormi ; sueur et chaleur *idem*, céphalalgie *idem*, pouls descendu à 80 pulsations, taches rosées sur le thorax préparant déjà l'éruption. Nous annonçons sûrement qu'elle sera abondante, malgré le peu d'intensité des symptômes généraux.

3me *jour*. — Nuit moins bonne que la précédente, peu de sommeil, dysurie. Dans la deuxième moitié de la nuit, beaucoup plus de sueur et de chaleur, picotements à la peau. — Nous ne voyons le malade qu'à 4 heures du soir ; il est parfaitement calme, le pouls donne 80 pulsations, la peau est moite, tempérée ; l'éruption est assez abondante sur le tronc : bouillon et vin ; bain à la moindre alerte.

4me *jour*. — État satisfaisant. Le malade a sommeillé une grande partie de la journée.

5me *jour*. — Nous ne voyons Théron qu'à 3 heures du soir, mais nous apprenons que la nuit a été fort mauvaise ; de l'agitation, de la chaleur ont commencé dans la soirée ; vers le milieu de la nuit, la chaleur est

devenue très-vive, la sueur s'est supprimée, la constriction épigastrique est devenue très-grande, l'oppression extrême. Le malade crie qu'il étouffe, et veut
quitter son lit ; il est pris de picotements généraux, de
frissons rapides dans les membres, surtout dans les
articulations. M. Sicard, appelé dans la nuit, fait mettre
le malade dans un bain, vers 4 heures du matin, et
tout rentre dans l'ordre ; le pouls, qui s'était élevé à
plus de 100 pulsations, tombe au sortir du bain, et
le malade prend un peu de sommeil.

Au moment où nous le voyons, il est parfaitement
calme ; trois épistaxis abondantes ont eu lieu dans la
journée (nous devons dire qu'il est sujet à ce genre
d'hémorrhagie) ; le pouls est à 68 pulsations, très-régulier, mais très-dépressible et vide : bains si la chaleur reparaissait ; l'éruption est devenue très-abondante.

6ᵐᵉ *jour.* — Le malade a passé une bonne nuit,
malgré deux ou trois saignements de nez ; le pouls est à
60 pulsations ; l'éruption occupe tout le corps ; dans la
nuit, la face et le cuir chevelu se sont recouverts de
vésicules ; beaucoup, du reste, blanchissent ou s'effacent sur le tronc ; le malade demande des aliments à
grands cris : côtelette et pruneaux.

7me et 8me *jours*. — La convalescence s'établit parfaitement.

L'observation suivante est une preuve remarquable
des perturbations profondes que la suette imprime quelquefois, comme nous l'avons déjà vu, aux fonctions
cérébrales. — L'éruption se fait encore ici de très-bonne
heure.

OBSERVATION V. — *Suette grave.* — *Traitement commencé par le sulfate
de quinine.* — *Troubles prolongés de l'intelligence.* — *Bains tièdes.* —
Guérison.

Le 30 *Mai* 1866. — Jean Ouillé, de Vailhan, petit
village situé à quelques kilomètres de Roujan, fut pris
de courbature et de sueur; il est âgé de 48 ans, et
doué d'un tempérament sec et nerveux très-irritable.
Ouillé s'administre de lui-même un vomitif.

Le 31. 2me *jour*. — M. le Docteur Daubes, de Roujan, est appelé; il constate l'état suivant : éruption
miliaire irrégulière, ayant pour siége principal et presque exclusif la partie postérieure du tronc, les côtés
du cou, et surtout les pieds et les mains, siéges de vifs
picotements. — L'ipécacuanha pris par le malade avait
produit cinq ou six vomissements. — Le spasme épigastrique est très-marqué, la sueur abondante, le pouls

nerveux et à 80 pulsations ; la langue est à peu près normale. Le malade ayant accusé un redoublement de tous ces symptômes pendant la nuit, il est prescrit : sulfate de quinine 1 gramme 50 centigrammes, associé à autant d'acide tartrique et à 10 centigrammes d'extrait gommeux d'opium, pour faire 15 pilules à prendre dans les vingt-quatre heures ; potion antispasmodique nitrée (4 grammes nitrate de potasse), et tisane de chiendent nitrée, bouillon.

Le 1er *Juin,* le 2 et le 3. — Cet état persiste, l'éruption n'augmente pas, mais il y a chaque nuit, malgré le sulfate de quinine exactement administré chaque jour, des frissons plusieurs fois répétés, parcourant les extrémités inférieures, et s'arrêtant à l'épigastre, accompagnés de bouffées de chaleur, de sueur, de céphalalgie et d'agitation.

Le 4 *au matin.* 5me *jour.* — Nous sommes appelé à voir le malade avec M. Daubes, et nous constatons ce qui suit : décubitus très-varié ; le malade ne peut tenir en place, et s'emporte à la moindre contrariété ; la face est anxieuse, le regard étonné, les idées embarrassées ; pas de délire pourtant ; affaissement moral considérable, crainte de la mort, trémoussements convulsifs, céphalalgie modérée, bourdonnements d'oreilles, langue naturelle, constipation, insomnie, pouls régulier, peu résistant, à 80 pulsations; peau très-tempérée, pas de sueur; éruption remplacée dans le dos par des taches pétéchiales peu abondantes.

Nous convenons de renoncer au sulfate de quinine, dont l'insuffisance, dans ce cas-ci, était manifeste, de faire poser un vésicatoire à la nuque, de faire donner du bouillon et de l'eau vineuse, et un bain tiède de demi-heure, dans la soirée, si le malade est dans le même état.

6me *jour*. — M. Daubes nous donne des nouvelles du malade; deux bains ont été administrés, un hier soir et l'autre ce matin; le malade en est sorti beaucoup plus calme; le pouls s'est développé, et, chose remarquable, l'éruption a paru sur le devant de la poitrine; toutefois, la prostration morale du malade persiste.

9 *Juin*. 10me *jour*. — Rappelé auprès du malade, nous ne trouvons plus trace d'éruption, la chaleur à la peau et la sueur ont complétement cessé, mais le pouls donne 100 pulsations, sans doute parce que la vessie se trouve distendue par une grande quantité d'urine.

Cette rétention est survenue à la suite d'un peu d'irritation du col vésical qu'ont dû provoquer deux vésicatoires posés, la veille, aux bras, et qu'on a laissés pendant dix-huit heures en place. Le malade, du reste, à cause de son état mental, se rend peu compte de ses sensations ; il a laissé certainement l'urine s'accumuler dans la vessie, pour ne pas céder à une miction douloureuse.

Il persiste toujours dans ses idées tristes ; il a surtout peur de la mort. Les bains qui ont été donnés jusqu'au 8me jour exclusivement, ont toujours produit d'excellents résultats ; mais, à partir de ce moment, on n'a pu décider le malade à se mettre dans l'eau. — C'est une vraie lypémanie qui se déclare.

La vessie, vidée par le cathétérisme, contenait au moins un litre et demi d'urine. — Nous convenons qu'on alimentera le malade aussi substantiellement que possible, et qu'on donnera une décoction de quinquina coupée avec du lait plusieurs fois dans la journée ; bains si on le peut.

Le 13 Juin. 14me *jour* — Nous revoyons le malade. M. Daubes a dû pratiquer le cathétérisme jusqu'au 12 ; on a pu faire prendre quelques bains ; le sommeil est un peu revenu ; les désordres intellectuels sont loin de s'aggraver, mais ils ne disparaissent pas encore ; toutefois, nous ne craignons pas de faire espérer une guérison définitive, malgré l'état mental et une stomatite assez intense, avec muguet, phénomènes qui devaient se rattacher, croyons-nous, aux troubles qui avaient existé du côté de la vessie.

Les forces sont revenues lentement, la convalescence a été longue, les fonctions cérébrales sont restées encore long-temps troublées ; mais, deux ou trois mois après, il ne restait plus rien de tous ces désordres.

Il s'est passé, dans ce cas-ci, ce qui se passe quelquefois à la suite de la fièvre typhoïde ou de l'état puerpéral.

OBSERVATION VI. — *Suette grave pendant l'éruption.* (Traitement commencé par le sulfate de quinine.) — *Bains tièdes.* — *Guérison.*

Le 11 Juillet 1866, nous fûmes appelé, par notre confrère et ami M. le docteur Sabatier, de Pézenas, auprès d'un jeune homme de 21 ans, qui habitait, à nos portes, le petit hameau de Conas, et qui, depuis trois jours, était atteint de suette.

Nous apprîmes de notre confrère que, cinq ou six jours auparavant, il avait perdu, dans la même localité, un jeune homme de 22 ans, au 5ᵐᵉ jour d'une suette, au moment où rien ne lui faisait craindre une terminaison funeste, car l'éruption s'achevait avec un pouls de 95 pulsations, quand il fut pris, dans la nuit, d'agitation, de délire et de mort rapide.

Le malade qui nous occupe suait depuis trois jours abondamment, quand l'éruption commença à paraître dans la journée du 3ᵐᵉ jour. Cédant aux désirs de l'entourage du malade plutôt qu'à une indication positive, M. Sabatier donna, dans l'après-midi, 1 gramme 50 centigrammes de sulfate de quinine.

En visitant le malade le matin du 4ᵐᵉ jour, il le trouve fort inquiet, agité; il apprend que la nuit avait été très-mauvaise, que la céphalalgie, modérée la veille, était devenue plus vive dans la soirée; la peau, devenue âcre, brûlante, est cependant encore humide. Vers 11 heures, nous constatons ce que le docteur Sabatier a déjà observé; de plus, une oppression considérable, de la douleur épigastrique très-marquée, un sentiment de lipothymie prononcé, si le malade se retourne ou se soulève; l'éruption est survenue, dans la nuit, très-abondante et très-développée, sur le tronc et sur les membres supérieurs; le pouls est large et dépressible, à

120 pulsations; la langue est large et humide, avec un très-léger enduit blanchâtre qui n'existait pas au début.

M. Sabatier, très-disposé à ne pas continuer le sulfate de quinine qu'il a vu échouer tant de fois, conseille, avec nous, un bain tiède, de demi-heure, du bouillon et du vin toutes les trois heures.

Le malade se récrie à l'idée du bouillon, parce que, dit-il, il n'a pu digérer deux cuillerées de jus de pruneaux. Nous insistons.

6 *heures du soir*. — Le malade s'est si bien trouvé du bain, qu'il attend avec impatience notre retour, espérant que nous lui en prescrirons un second. Il a dormi au sortir du bain; le bouillon a été parfaitement digéré; la peau, brûlante ce matin, est à peine chaude; le pouls a perdu 25 pulsations, puisqu'il n'est plus qu'à 95; l'éruption a pris de plus grandes proportions en nombre et en volume; l'oppression est à peu près nulle : un nouveau bain avant la nuit, bouillon et vin.

5me *jour*, 10 *heures du matin*. — La nuit a été bonne, à peine quelques bouffées de chaleur; sommeil de deux ou trois heures, sur le matin. A notre arrivée, le malade commence à réclamer la continuation de la médication, tant elle lui procure de bien-être. Plus de spasme épigastrique, plus de chaleur à la peau qui est souple et légèrement humide ; les vésicules les plus développées commencent à se troubler ; le pouls est à 80 : un bain dans la matinée, un autre le soir ou dans la nuit, si l'excitation revient.

6me *jour*. — Le pouls est à 60 pulsations, et la desquamation commence : bouillon plus copieux.

7me *jour*. — Le pouls est à 56 : limonade purgative, aliments légers.

M. le docteur Sabatier eut encore, à Conas, un troisième malade, à la même date, qu'il fut obligé de traiter aussi par les bains tièdes. Ce moyen eut encore un plein succès.

Deux autres cas de suette se sont produits, depuis le mois d'Avril, à Alignan. M. le docteur Ménard, de Pézenas, a donné des soins au premier malade, jeune homme dont le frère avait été rapidement enlevé, en Février, par l'épidémie. Au dire de la famille, au moment où fut appelé M. Ménard, pendant la nuit, le malade présentait les mêmes phénomènes graves qui avaient précédé la mort de son frère.

Dans tous les cas, nous tenons de M. le docteur Ménard lui-même, qu'il avait trouvé le malade dans un état alarmant, et que les bains lui avaient donné un résultat parfait.

Le deuxième malade, dont M. Sicard nous a transmis succinctement l'histoire, était un garçon de 19 ans, d'une forte constitution. Il fut frappé en plein mois de Juin, par un temps très-chaud, et sua abondamment, dès le premier jour, le pouls donnant 100 pulsations. Il eut des envies de vomir, la langue saburrale et une constriction épigastrique prononcée : un vomitif fut administré.

Le 2me jour, même état.

3me *jour*. — Rougeur violacée à la peau, pouls à 120 pulsations : bain le soir. M. Ménard voit le malade, à partir de ce moment, avec M. Sicard.

4me *jour*. — Frissons vagues, irréguliers, surtout dans les membres inférieurs ; éruption incomplète, taches pétéchiales : 2 bains.

5me *jour*. — Même état : mêmes prescriptions.

6me *jour*. — L'éruption augmente, mais se développe mal : mêmes prescriptions.

5me *jour*. — *Idem.*

Le 8me *jour*, les accidents s'aggravent, et le malade est emporté au milieu des désordres nerveux habituels.

Nota. — Nous tenons de MM. Sicard et Ménard que les conditions hygiéniques dans lesquelles se trouvait ce jeune homme étaient très-mauvaises ; qu'il était couché sous le toit, dans un grenier où la température était excessive, intolérable même pour ceux qui le visitaient, et que, malgré cette déplorable situation, chaque fois qu'un bain lui avait été donné, il avait éprouvé un grand soulagement, que la chaleur à la peau diminuait alors, et que le pouls baissait de 20 à 25 pulsations, mais que cette amélioration n'était pas de longue durée.

Du bouillon a été donné au malade, mais irrégulièrement.

N'aurait-il pas fallu, dans ce cas-ci, pour obtenir, peut-être, un meilleur résultat, modifier les conditions hygiéniques du malade, donner des bains plus rapprochés, et faire prendre plus largement du bouillon et du vin ?

Quoi qu'il en soit, comme nous l'avons déjà dit, malgré l'insuccès obtenu dans ce cas-ci, les bains n'en

ont pas moins produit des effets sédâtifs très-marqués ;
leur importance n'est donc point contestable.

OBSERVATION VII. — *Embarras gastrique.* — *Suette grave intercurrente.*
— *Réveil d'une entérite chronique.* — *Bains tièdes.* — *Guérison de la*
suette. — *Mort par suite de l'entérite.*

20 *Mars* 1867. — G. L..., 8 ans, tempérament
lymphatique nerveux, constitution très-délicate. 3ᵐᵉ
attaque de suette : la 1ʳᵉ après une rougeole, en Mai
1865 ; la 2ᵐᵉ après une scarlatine, en Janvier 1866.
Ce malade est habituellement condamné à un régime
sévère par suite de dérangements intestinaux très-fré-
quents. Depuis quelques temps cependant son tube
digestif paraissait être dans de meilleures conditions.

Depuis plusieurs jours, G... était sans appétit, lan-
guissant, et se plaignait de froid et de chaud, quand
il fut pris de sueur pendant la nuit du 19 au 20.

20 *Mars.* 1ᵉʳ *jour.* — Pouls à 120 pulsations,
peau chaude, langue saburrale, sueur abondante :
60 centigrammes d'ipécacuanha pulvérisé, en deux
doses, à cinq minutes d'intervalle ; bouillon et vin
toutes les quatre heures après le vomitif.

2ᵐᵉ *jour.* — Même état. Peu de sommeil la nuit,
légère douleur de la gorge, rougeur de cette région :
bouillon et vin de Bordeaux.

3me *jour*. — Pouls toujours fréquent, souple et dépressible ; prostration marquée. La fréquence du pouls,
la persistance de la sueur et la disposition bien connue
de notre malade nous font pressentir la suette. En effet,
vers le soir, apparaissent sous le menton, autour des
poignets et dans le dos, quelques rares vésicules, très-
rouges et très-petites. Le mal de gorge persiste. Il y a
eu, dans la journée, deux selles abondantes sous forme
de bouillie épaisse et verdâtre.

4me *jour*. — Même état. Encore deux selles de la
même nature. La sueur a sensiblement diminué. La
prostration augmente. L'enfant ne parle qu'après avoir
été vivement sollicité. Il rêvasse quelque peu. Même état
du pouls : décoction blanche de Sydenham, eau de riz
gommée ; pas de bouillon pendant la nuit.

5me *jour*.—La sueur revient, dans la matinée, assez
abondante, et, vers le milieu du jour, l'éruption se
produit, en avant et en arrière de la poitrine, d'une
manière très-marquée, ainsi que sur la face dorsale des
poignets et des doigts. Une épistaxis très-abondante a lieu,
qui s'épanche dans l'arrière-gorge et menace un instant
le malade de suffocation. Le pouls s'élève en ce moment
à 140 pulsations ; il retombe, le soir, après l'éruption,

18

à 125 : le bouillon et le vin sont repris ; on continue de donner la décoction blanche. Il n'y a eu qu'une selle toujours mal liée. Le mal de gorge a cessé.

6ᵐᵉ *jour*. — Agitation pendant la nuit, rêvasserie presque constante, intervalles de calme fort rares ; l'éruption se prononce, les vésicules sont très-nombreuses, sans trop de confluence pourtant. La sueur a à peu près cessé, la température de la peau s'élève.

5 *heures du soir*. — Le *subdelirium* est encore plus marqué ; toutefois l'enfant répond encore convenablement aux questions qu'on lui adresse. La langue est un peu collante ; pouls à 135, respiration 45 ; deux selles abondantes, semi-liquides, toujours foncées en couleur. M. le Docteur Cassan, que nous avions appelé en consultation, croit, comme nous, à l'opportunité de notre nouvelle médication : on donne immédiatement un bain tiède de 25 minutes ; bouillon et vin de Bordeaux.

Au sortir du bain, calme et sommeil pendant plusieurs heures, abaissement de la chaleur à la peau très-manifeste. Le calme continue pendant toute la première moitié de la nuit. Vers le matin, retour des rêvasseries, selles assez nombreuses, non tout-à-fait involontaires ; langue peu humide.

7me *jour*. — Le pouls, un peu plus résistant, bat encore 130 pulsations ; la chaleur à la peau est revenue ; la base des vésicules pâlit ; plus drues et plus développées que la veille, elles renferment un liquide lactescent : nouveau bain, *ut suprà*.

La matinée est bonne, et le malade dort après le bain. Le pouls descend, vers le milieu de la journée, à 120, la respiration à 35. Une nouvelle poussée se fait sur la face dorsale des mains et les avant-bras. Le dérangement du ventre continue : nouveau bain à 7 heures.

8me *jour*. — La nuit a été bonne ; l'enfant a dormi, et la chaleur a été modérée. Les troubles intellectuels se sont amendés, mais la prostration est à peu près la même ; plusieurs selles sur le matin. L'éruption s'est largement et uniformément développée ; elle blanchit. Beaucoup de vésicules s'affaissent, mais le pouls est toujours à 120 pulsations au moins. Deux ou trois selles dans la journée, toujours verdâtres et plus liquides ; langue humide : le lait d'ânesse est substitué au bouillon et au vin.

Vers 8 heures du soir, le malade s'agite et se plaint, la chaleur devient vive à la peau, le pouls s'élève de nouveau à 140 pulsations. L'intelligence n'est pas davantage troublée.

9me *jour*. — Deux selles , dans la nuit , peu abondantes, mais toujours liquides ; calme et sommeil, surtout aux approches du jour ; peau fraîche, pouls à 120. Ne pouvant nous rendre compte de l'exacerbation de la veille au soir, nous interrogeons la peau, et nous constatons que, sur tout le tronc , l'éruption s'était ranimée, c'est-à-dire que la base des vésicules avait repris sa coloration rouge, et que, de plus, de nouvelles élevures nombreuses et très-petites s'étaient montrées. Comme cela arrive , le plus souvent , à cette époque de la maladie , cette recrudescence a été très-éphémère , puisque le soir elle n'existait plus.

10me *jour*. — Nuit assez bonne , mais deux selles séreuses comme la veille , avec des grumeaux verdâtres ; rêvasseries plus rares , ventre tendu et douloureux à la pression, coliques fréquentes. Les forces sont bien diminuées , tremblement des membres supérieurs , pouls toujours de 120 à 130 , faible et peu développé ; deux ou trois selles dans la journée : on continue les mêmes moyens.

11me *jour*. — Il ne reste plus trace de l'éruption. Le

malade paraît un peu plus éveillé, mais le dévoiement persiste ainsi que les coliques.

12me *jour.*—Même état. La faiblesse fait des progrès : le bouillon et le vin de Bordeaux sont repris.

13me, 14me, 15me *jours.* — L'état du malade empire ; six ou huit selles par jour, contenant toujours des grumeaux verdâtres et quelquefois des stries de sang ; ventre tendu, douloureux ; intelligence conservée, mais il faut solliciter vivement l'attention du malade ; sommeil douteux, fréquemment interrompu ; pouls toujours fréquent et faible, oscillant entre 130 et 140 pulsations.

16me, 17me *jours.* — Cet état va s'aggravant ; les coliques deviennent plus fréquentes ; le pouls devient petit, inégal, et le malade succombe dans la nuit du 17me au 18me jour.

Cette observation nous montre une suette et une entérite marchant de pair. Évidemment, ici, la mort a été la conséquence de la lésion intestinale, et si la suette a contribué à la terminaison funeste, ce n'est qu'indirectement en affaiblissant la résistance vitale du malade. Toutefois, les accidents qui lui sont propres ont encore été, dans ce cas, heureusement combattus par les bains tièdes.

A tous ces cas graves se montrant sporadiquement sur un point ou sur un autre de notre banlieue, se sont trouvés mêlés, comme toujours, des cas bénins qui ont guéri spontanément. Nous en avons observé quatorze pour notre compte, depuis la petite épidémie d'Alignan.

On remarquera sans doute, parmi les suettes traitées par les bains tièdes, l'absence des deux variétés les plus graves ; il n'y a à cela qu'une raison : c'est que nous n'avons pas eu encore l'occasion d'en observer. Mais que peut-on espérer, dans ces cas-là, de notre méthode?..... Nous l'avons dit, jusqu'ici tous les moyens mis en usage ont échoué ; et devant l'intensité et la rapidité des accidents, nous nous garderons de prétendre que les bains puissent triompher de la maladie. Cependant, dans les cas graves d'emblée qui durent ordinairement de deux à quatre jours, la médication nous paraît devoir être tentée, mais tentée de bonne heure.

Quant aux cas malins proprement dits ou fou-

droyants, il nous répugne encore, de peur de compro-
mettre une médication mal assurée, de donner le conseil
de les traiter de même.

Quel sera maintenant le sort de cette médication ?
L'avenir seul pourra nous l'apprendre ; dans tous les
cas, qu'il nous soit permis de rappeler, en terminant,
les paroles que nous adressions à M. le Professeur
Dumas, en lui faisant part de nos dernières observations
et de nos espérances. « Il nous semble, disions-nous au
savant Professeur, que désormais nous aborderons avec
beaucoup moins de terreur le lit d'un malade atteint de
suette, car le médecin qui depuis long-temps est aux
prises avec cette maladie redoutable, peut seul comprendre l'impuissance des moyens thérapeutiques con-
seillés et employés jusqu'ici. »

CONCLUSION

De l'ensemble de ce travail, nous croyons pouvoir déduire :

Que la suette miliaire est une fièvre exanthématique épidémique, une toxémie, toujours et partout identique à elle-même, de nature essentiellement asthénique, compliquant d'autres maladies beaucoup plus souvent qu'elle n'est compliquée par elles, et se comportant, dans ce cas-là, comme si elle était seule, tuant toujours par elle-même à la suite des troubles nerveux qui la caractérisent, contre-indiquant tous les moyens débilitants directs : émissions sanguines, évacuants répétés, sulfate de quinine, et paraissant réclamer, dans les cas graves, l'emploi répété des bains tièdes; et, en général, l'usage du bouillon et du vin.

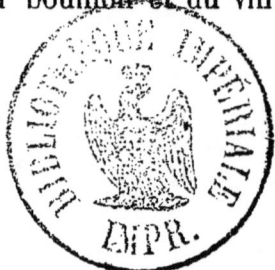

FIN.

TABLE DES MATIÈRES.

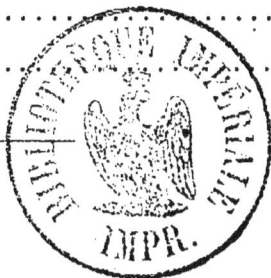

www.ingramcontent.com/pod-product-compliance
Lightning Source LLC
Chambersburg PA
CBHW070244200326
41518CB00010B/1686